ÄTHERISCHE ÖLE UND AROMATHERAPIE FÜR EINSTEIGER

Wie Sie Ätherische Öle anwenden können, um das Immunsystem zu stärken, Hormone natürlich zu regulieren und gesund abzunehmen.
Inkl. über 150 Rezepte

AVA SAGE

ISBN: 9798568565031

INHALTSVERZEICHNIS

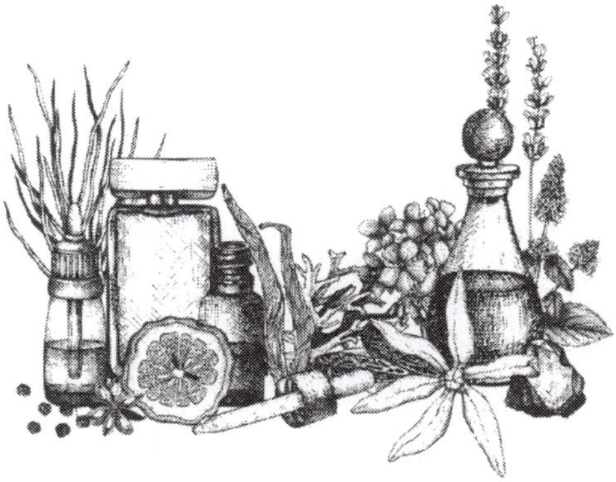

EINLEITUNG

Bereits seit etwa 5.000 Jahren nutzen die Menschen die heilende Kraft der ätherischen Pflanzenessenzen. Es gibt kein Leiden gegen das nicht ein Kraut gewachsen ist. Sie werden staunen, wie vielfältig die Einsatzmöglichkeiten der ätherischen Öle sind. Zunächst werde ich Ihnen eine theoretische Einführung in das Thema geben, bevor Sie mit praktischen Anleitungen und Rezepten durchstarten und die Wirkung der verschiedenen Öle selbst an sich erfahren können.

Neben Mischanleitungen und Rezepturen gegen bestimmte Beschwerden oder zur Steigerung des Wohlbefindens, finden Sie im Schlussteil dieses Buches zahlreiche Koch- und Backrezepte mit ätherischen Ölen.

Sie werden in diesem Ratgeber nicht nur erfahren, wie Sie ätherische Öle bei akuten Leiden oder zur Entspannung einsetzen können. Ich werde Ihnen auch verraten, wie Sie mit ätherischen Essenzen dauerhaft Ihr Immunsystem stärken, Ihren Hormonhaushalt regulieren und sogar abnehmen können. Gerade dem Thema Hormonregulation habe ich ein eigenes, umfassendes Kapitel gewidmet.

Es muss nicht sein, dass Mann wie Frau die Zeiten der hormonellen Umstellungen als belastend und lästig empfindet. Viele Beschwerden können Sie mit ätherischen Ölen in den Griff bekommen.

Allerdings weise ich in meinem Buch immer wieder darauf hin, dass sie nicht das Allheilmittel sind. Heilung erfolgt nur durch das Zusammenspiel von regelmäßiger Bewegung an frischer Luft, gesunder Ernährung und der gezielten Anwendung ätherischer Öle. Die ätherischen Öle unterstützen Sie darüber hinaus dabei, sich Ihrer selbst und dem, was Ihr Körper braucht, bewusster zu werden. Die ätherischen Pflanzenessenzen bringen Körper und Geist in eine höhere Schwingung, sodass Sie ungesunde Nahrungsmittel bald automatisch reduzieren möchten. Was in der Theorie vielleicht esoterisch klingt, wird Sie in der Praxis überzeugen. Probieren Sie die Mischanleitungen und Rezepte in diesem Buch einfach aus und machen Sie Ihre eigenen Heilerfahrungen. Ich wünsche Ihnen viel Freude dabei!

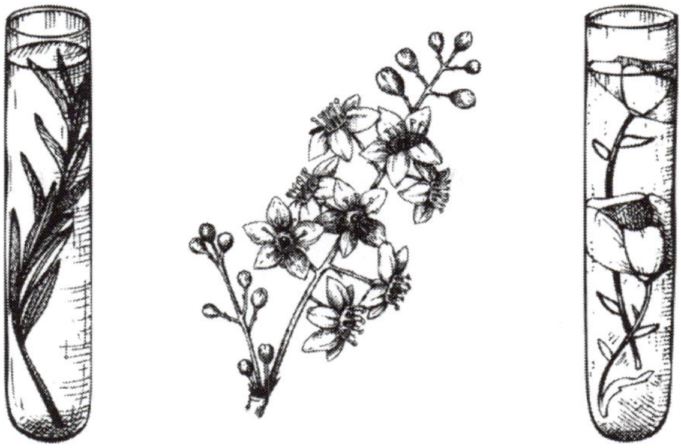

DIE WELT DER ÄTHERISCHEN ÖLE

Die Düfte der Natur umgeben uns überall und haben verschiedene positive Wirkungen auf uns. Wir nehmen es vielleicht nicht immer bewusst wahr, aber der Spaziergang an einem Lavendelfeld vorbei wirkt beruhigend, der Duft einer Rose kann Erinnerungen wecken und auch das Schälen einer Orange verursacht im Körper bestimmte Reaktionen. Düfte haben eine große Kraft. Wäre es da nicht schön, wir könnten diese Kraft aktiv und bewusst nutzen?

Die Welt der ätherischen Öle ist reich. Je tiefer Sie in diese Welt vordringen, desto faszinierter werden Sie von den vielfältigen Einsatzmöglichkeiten der ätherischen Öle sein. Ätherische Öle können die Heilung unterstützen, Körper und Geist harmonisieren, Stress abbauen und natürlich auch ganz konkret beim Abnehmen und der Hormonregulation helfen. Die Natur liefert uns mit ihren Düften alles, was wir zur Genesung und zur Gesunderhaltung brauchen. Bevor wir aber ganz in diese Welt einsteigen und uns im Mittelteil des Buches mit den zahlreichen praktischen Anwendungen beschäftigen, möchte ich Ihnen in den nächsten

Kapiteln zunächst das notwendige Grundwissen zu ätherischen Ölen und Aromatherapie vermitteln. So nähern wir uns Schritt für Schritt diesem schönen, aber auch komplexen Thema.

WAS IST EIN ÄTHERISCHES ÖL

Sie haben sich dazu entschlossen, die Heilkraft der ätherischen Öle und der Aromatherapie zu nutzen. Damit begeben Sie sich auf einen spannenden Weg, der für Körper, Geist und Seele eine wunderbare Erfahrung sein wird. Doch vorab die wichtigste Frage: Was ist denn überhaupt ein ätherisches Öl?

Das Wort „ätherisch“ bedeutet „flüchtig“ oder auch „himmlisch“. Himmlisch ist wahrlich die passende Beschreibung für diese Düfte. Aber trifft auch die Eigenschaft „flüchtig“ auf sie zu? Das Wort „flüchtig“ hat wahrscheinlich zunächst einmal eine negative Bedeutung für Sie. In Bezug auf ätherische Öle verwendet, heißt das nur, dass diese die Fähigkeit haben, ihren Zustand schnell zu ändern und sich rasch in der Luft zu verteilen. Das können Sie selbst erleben, indem Sie einfach eine Flasche mit ätherischem Öl öffnen. Sofort wird Ihnen der Duft intensiv in die Nase steigen, selbst noch, wenn Sie sich einige Meter entfernen. Nach dem Verschließen der Flasche wird sich dieser Duft eine Weile im Raum halten.

Die starke Wirkung ätherischer Öle ist schnell erklärt, wenn wir betrachten, welche Funktion sie in der Natur haben. Sie sind Duftstoffe, welche die Pflanzen in ihren Öldrüsen bilden und im Gewebe speichern. Die ätherischen Öle befinden sich nicht nur in Blüten und Blättern, sondern auch in Wurzeln, Samen, Fruchtschalen, Harzen, Rinden oder im Holz. Die Pflanzen locken mit den Düften die Insekten an. Doch nicht nur das. Sie kommunizieren über ihren Duft miteinander und schützen sich vor Krankheiten. Wir gewinnen diese wertvollen ätherischen Öle durch das Verfahren der Wasserdampfdestillation. Damit erhalten wir die pure Essenz der Pflanzen und können sie für kosmetische und heilende Zwecke in der Aromatherapie sowie in der Küche nutzen.

Verwechseln Sie ätherische Öle in ihrer chemischen Zusammensetzung nicht mit fettigen Pflanzenölen. Die ätherischen Öle bestehen aus komplexen Substanzen wie Alkoholen und Estern und haben mit einem Olivenöl oder Sonnenblumenöl nichts gemeinsam. Das zeigt sich auch daran, dass ätherische Öle keine Fettflecken hinterlassen. Jedoch können sie Farbränder bilden. Auch optisch sind ätherische Öle etwas Besonders. Ihr breites Farbspektrum reicht von blau über grün und braun bis hin zu pastellgelb. Ebenso vielseitig ist die Konsistenz von dünnflüssig bis harzig.

Zusammengefasst haben ätherische Öle folgende chemische Eigenschaften:

- Intensiver und charakteristischer Duft (der sich schnell im Raum ausbreitet)
- Leicht verdampfend
- Bilden keine Fettflecken
- Fettlöslich, aber nicht fetthaltig
- Kaum wasserlöslich
- Hitzeempfindlich
- Entflammbar

DIE GESCHICHTE DER ÄTHERISCHEN ÖLE UND DER AROMATHERAPIE

Die Verwendung ätherischer Öle im Alltag und die professionelle Aromatherapie sind keine Errungenschaft unserer modernen Zeit. Vielmehr greifen wir dabei auf die Erfahrung unserer Vorfahren zurück und setzen eine lange Tradition fort.

Die Geschichte der ätherischen Öle geht bis zu den frühen chinesischen und ägyptischen Zivilisationen zurück. Die Herstellung von Düften und Salben durch Extraktion ätherischer Öle aus aromatischen Pflanzen ist eine der ältesten medizinischen und kosmetischen Anwendungen. Die Ägypter verwendeten die ätherischen Öle vor allem für Kosmetika, zur Zubereitung von Speisen sowie für religiöse Zeremonien und Bestattungsrituale.

Auch im antiken Griechenland war die Wirkung der ätherischen Öle bekannt. Zu einem großen Teil bauten die Griechen ihr Wissen auf den Erfahrungen der Ägypter auf. Dieses Wissen machten sich später wiederum die Römer und Araber zunutze. Die Römer verwendeten die Pflanzenextrakte für Parfüms, Duftbäder und Massagen. Im Mittelalter waren es die Mönche und Nonnen, die den Wissensschatz rund um die ätherischen Öle erhielten. Sie ließen dabei Erkenntnisse aus dem arabischen Raum einfließen. Wenn es um die Geschichte der ätherischen Öle geht, dürfen wir vor allem die ayurvedische Medizin nicht unerwähnt lassen. Das ist eine ganzheitliche Heilkunst, die sich vor mehr als 5.000 Jahren in Indien entwickelt hat. Die Verwendung von Aroma- und Pflanzenstoffen macht einen großen Teil dieser Medizin aus. In allen Kulturen und zu allen Zeiten haben die Menschen mit Pflanzen und ihren Ölen die Heilung von Krankheiten unterstützt. Das war die Basis für viele Fortschritte in der Medizin. Der Begriff „Aromatherapie“ kam aber erst mit dem französischen Chemiker René Gattefossé auf, der sich im 19. Jahrhundert intensiv mit ätherischen Ölen befasste. Mehr zu den Anfängen der Aromatherapie erfahren Sie im nächsten Kapitel.

WAS IST AROMATHERAPIE?

Die Aromatherapie ist die Verwendung ätherischer Öle zur Linderung von Krankheiten und zur Steigerung des Wohlbefindens. Sie können auf verschiedene Art und Weise eine Aromatherapie durchführen. Nutzen Sie die ätherischen Öle zur Inhalation, als Badezusatz, für Kompressen oder für Dampfbäder und Massagen. Zur Verbesserung des Raumklimas können Sie sich eine Duftlampe zulegen. Sie ist nicht nur ein optisch schönes Accessoire, sondern hilft schnell dabei, die Stimmung zu heben, die Konzentration zu verbessern oder Stress zu reduzieren. Dafür geben Sie einfach einige Tropfen des gewünschten Öls in eine Schale mit Wasser, die sie über einer Kerze erwärmen.

Wie ich bereits erwähnt habe, geht der Begriff Aromatherapie auf den Chemiker René Gattefossé zurück, der von 1881 bis 1950 lebte. Er studierte Öle, Parfums und Duftstoffe und stellte antiseptische Produkte und Seifen her. Die Geschichte, wie Gattefossé den Begriff Aromatherapie entwickelte, hat allerdings einen recht dramatischen Anfang.

Im Juli 1910 gab es eine Explosion in seinem Labor, in dem er Kosmetika und Parfüme herstellte. Die Explosion verbrannte ihm Hände und Kopfhaut. Er versorgte die Verbrennungen mit Lavendelöl, was zu einer raschen Heilung ohne Vernarbungen führte. Das veranlasste Gattefossé, neben den kosmetischen Eigenschaften vermehrt auch die medizinischen Wirkungen der ätherischen Öle zu erforschen. Bereits im ersten Weltkrieg behandelten die Ärzte ihre Patienten mit ätherischen Ölen. 1918 produzierte Gattefossé eine antiseptische Seife auf Basis dieser wertvollen Öle. Mit ihr wurden Kleidungsstücke und Verbandsmaterialien gewaschen. Darüber hinaus war die Seife ein guter Eau-de-Toilette-Ersatz. Ab 1923 konzentrierte sich Gattefossé nur noch auf die medizinischen Eigenschaften der ätherischen Öle und stellte zahlreiche Produkte aus ihnen her. Sein besonderes Augenmerk galt dem Bergamotte-Öl und seinen antiseptischen Wirkungen. Gattefossés Fokus lag auf der Hautheilkunde. Er arbeitete mit Ärzten und Krankenhäusern zusammen und entwickelte Schönheitsprodukte. Mit seinen zwei letzten Büchern „Aromatherapie“ und „Essentielle Antiseptika“ (1937) prägte Gattefossé endgültig den Begriff „Aromatherapie“ als therapeutische Behandlungsmethode und beeinflusste damit die späteren Anwender der ätherischen Öle.

DIE VORTEILE VON ÄTHERISCHEN ÖLEN UND AROMATHERAPIE

In Asien sind ätherische Öle ein fester Bestandteil der traditionellen Medizin. Auch in Europa werden sie nun immer mehr, sogar in Krankenhäusern, verwendet. Mit den Ölen lassen sich auf sanfte Weise Schmerzen lindern. Es kommt natürlich darauf an, um welche Art von Schmerzen es sich handelt und wie stark sie sind. Sicher ist jedoch, dass Sie mit Pfefferminz-Öl leichte bis mittelschwere Kopfschmerzen auflösen können und sich Tabletten mit Nebenwirkungen ersparen. Reiben Sie das Öl auf Ihre Schläfen oder trinken Sie einen Pfefferminztee, sobald der Kopfschmerz zu spüren ist. Ätherische Öle wirken gerade in der Anfangsphase der Schmerzen. Sind die Beschwerden bereits zu stark, hilft in vielen Fällen dann doch nur die Tablette. Wenn Sie öfter Migräne haben, können Sie das Pfefferminzöl auch vorbeugend anwenden und immer mal wieder ein wenig davon auf die Stirn reiben. Auf die Wirkungen und Anwendungen der einzelnen ätherischen Öle komme ich im nächsten Kapitel zu sprechen.

Für viele chronische Beschwerden und bei Schlafstörungen dienen ätherische Öle als therapeutisches Heilmittel ohne Nebenwirkungen. Sie sind nicht rezeptpflichtig und in Apotheken, Reformhäusern und vielen Bioläden erhältlich. Aber Vorsicht: Nicht alle Öle sind zur inneren Anwendung gedacht. Mehr dazu erfahren Sie im Laufe dieses Buches. Sie können jedoch bedenkenlos alle Öle für die Badewanne oder zur Inhalation verwenden.

Ätherische Öle wirken nicht nur positiv auf den Körper, sondern auch auf die Psyche. Sie helfen bei depressiven Verstimmungen, Schlafstörungen und Stress. Achten Sie aber unbedingt darauf, dass Sie nur zu 100 Prozent naturreine ätherische Öle kaufen. Für die Behandlung einer schweren Depression sollten Sie ätherische Öle nur begleitend verwenden. Eine Aromatherapie ersetzt nicht den Arzt, Psychotherapeuten oder Heilpraktiker.

Was die Behandlung von Hautproblemen betrifft, so können Sie diese mit einem soliden Grundwissen zu ätherischen Ölen auch ohne Arzt in den Griff bekommen. Es gibt eine Reihe von guten Naturprodukten auf Basis ätherischer Öle. Wichtig ist, dass die Qualität stimmt und die Zutaten auch wirklich zu 100 Prozent natürlich und rein sind.

VERWENDUNG VON ÄTHERISCHEN ÖLEN

Es gibt verschiedene Varianten, wie Sie ätherische Öle im Alltag einsetzen können. Das erste, was Ihnen einfällt, wenn Sie an Aromatherapie denken, ist sicher die Raumbeduftung mit Duftlampen, Raumsprays oder Duftschalen. Es gibt jedoch noch weitaus mehr Möglichkeiten, die Heilkraft der ätherischen Öle in den eigenen vier Wänden zu nutzen. Ich möchte Ihnen in den nächsten Kapiteln alles Wissenswerte zu den Methoden der Raumbeduftung, als auch zu den Möglichkeiten der intensiven Inhalation und optimalen Hautpflege vermitteln. Die orale Verwendung steht hierbei nicht im Mittelpunkt, da Sie dafür einen Arzt, Heilpraktiker oder Aromatherapeuten konsultieren sollten, der sich mit den therapierelevanten und eventuell toxikologischen Wirkungen der ätherischen Öle auskennt. Bevor ich auf die einzelnen Verwendungsmöglichkeiten, beziehungsweise Applikationsmethoden, für ätherische Öle genauer eingehe, widme ich mich der Frage, wie ätherische Öle überhaupt funktionieren.

WIE WIRKEN ÄTHERISCHE ÖLE AUF GEIST UND KÖRPER?

Je nachdem, wie wir ätherische Öle anwenden, haben sie eine unterschiedliche Wirkung auf unseren Körper.

1. Wenn Sie ein Öl als Duftmoleküle über das Riechen aufnehmen, werden bestimmte Gehirnareale aktiviert.
2. Das Auftragen des Öls direkt auf die Haut löst über Rezeptoren in der Haut, der Schleimhaut und in den Organen wieder andere spezifische Reaktionen aus. Es ist wissenschaftlich erwiesen, dass Körperzellen tatsächlich „riechen" können. Mehr dazu erfahren Sie gleich.
3. Unter biochemischem Aspekt betrachtet, wirken ätherische Öle hemmend auf Mikroorganismen wie Bakterien, Viren und Pilze auf der Haut und im Körper.

Auf die oben genannten Wirkmechanismen der ätherischen Öle möchte ich nun genauer eingehen.

Wirkung ätherischer Öle über das Geruchsorgan

Unsere Nasenschleimhaut beherbergt auf etwa 5 Quadratzentimetern zwischen 10 und 30 Millionen Nervenzellen, die sich alle vier bis sechs Wochen erneuern. Sie besitzen Rezeptoren für etwa 400 verschiedene Duftstoffe. Die Duftmoleküle docken an den Rezeptoren nach dem Schlüssel-Schloss-Prinzip an und erzeugen ein Signal, das über den Riechnerv sofort und direkt zum limbischen System, einem der ältesten Gehirnareale, weitergeleitet wird. Das limbische System ist für ganz archaische Körperfunktionen sowie für Gefühle und Emotionen zuständig. Das erklärt, warum die Duftmoleküle ätherischer Öle unsere Stimmung und unsere Gefühle beeinflussen. Doch nicht nur das. Sie wirken angstlösend und antidepressiv, beruhigend, anregend, konzentrationsfördernd oder schlaffördernd. Sie können sogar die Hormonproduktion regulieren und beim Abnehmen helfen. Auf die beiden zuletzt genannten Wirkungen werde ich im Laufe des Buches noch besonders eingehen. Ein weiterer positiver Effekt, den Sie sich mit ätherischen Ölen zunutze machen können ist, dass wir Düfte mit bestimmten Erinnerungen und Gefühlen assoziieren. Das gilt allerdings im Positiven wie im Negativen. In der Therapie oder zu Hause können Sie ganz gezielt die Duftassoziationen nutzen, die Ihnen guttun. Auf diese Weise helfen Ihnen die ätherischen Öle zum Beispiel, besser zu lernen oder sich leichter zu entspannen.

Wirkung ätherischer Öle über die Haut

Ätherische Öle können über Rezeptoren direkt über die Haut und Schleimhäute ihre Wirkung entfalten und auch in tiefere Hautschichten eindringen. Ein kleiner Teil der Wirkstoffe gelangt darüber hinaus in die Blutbahn und hat somit einen positiven Effekt auf bestimmte Organe. Auch mit dem Einatmen nimmt der Körper über die Lunge immer eine kleine Menge der Öle in den Blutstrom auf.

Die Wirkungen ätherischer Öle auf die Haut und Organe können folgende sein:

- Schmerzlindernd
- Durchblutungsfördernd
- Entzündzngshemmend
- Anregend
- Entspannend
- Tonisierend
- Hautpflegend
- Schleimlösend
- Entkrampfend
- Verdauungsfördernd

Ätherische Öle interagieren mit bestimmten Rezeptoren und entfalten spezifische Wirkungen. Es ist erwiesen, dass einige Körperzellen „riechen“ können, da sie Duftrezeptoren besitzen. Wenn ätherische Öle an die Duftrezeptoren andocken, lösen sie verschiedene biochemische Prozess aus. So unterstützt zum Beispiel Sandelholzöl die Zellteilung und hilft dem Körper bei Heilungsprozessen. Manche Öle können das Wachstum von Krebszellen hemmen. Dieser Wirkungsbereich ist allerdings noch nicht ausreichend erforscht.

Wirkung ätherischer Öle auf Mikroorganismen

Ätherische Öle hemmen Bakterien, Viren und Pilze im Körper und auf der Haut. Auch Räume können Sie damit desinfizieren. Die antibiotische Wirkung der ätherischen Öle liegt darin begründet, dass sie die Pflanzen vor Schaden und Krankheiten bewahren sollen. Sie erzielen diese Wirkung jedoch nicht durch orale Einnahme der Öle, da sie Ihre Organe zu stark reizen würden. Eine äußere Anwendung über verdünntes Auftragen auf die Haut oder Inhalation ist völlig ausreichend, um die ganze antivirale und antibakterielle Kraft der Öle zu nutzen.

Mehr zur Immunstärkung durch ätherische Öle erfahren Sie im Kapitel zum Immunsystem.

APPLIKATIONSMETHODEN

Je nachdem, welche Wirkung Sie mit ätherischen Ölen erzeugen wollen, wenden Sie eine oder mehrere der folgende Applikationsformen an:

- Perkutane Wirkung (über die Haut): Bäder, Einreibungen, Massagen und Wickel
- Inhalative Anwendung: Inhalation und Raumbeduftung
- Orale Einnahme: Innere Anwendung in verdünnter Form im Rahmen einer ärztlichen Therapie

Zu jedem Anwendungsbereich werde ich Ihnen nun einige Methoden vorstellen, wie Sie die ätherischen Öle zur Förderung Ihrer Gesundheit einsetzen können.

PERKUTANE ANWENDUNG

Für die Anwendung ätherischer Öle auf der Haut als Pflege oder gegen Erkältungen, stehen Ihnen verschiedene Möglichkeiten zur Verfügung:

- Duftbad
- Massage
- Auftragen auf die Haut
- Mundspülung
- Wickel

Duftbad

Wenn Sie ein Bad mit ätherischen Ölen genießen möchten, müssen Sie diese zuvor mit einem Emulgator mischen, denn ätherische Öle lösen sich nicht in Wasser. Ohne Emulgator schwimmt das Öl auf der Wasseroberfläche und könnte in zu konzentrierter Form empfindliche Haut angreifen. Als Emulgator können Sie Honig, Sahne oder Salz verwenden.

Und so stellen Sie die Öl-Emulgator-Mischung her:

1. Honig: Vermengen Sie 10 bis 15 Tropfen ätherisches Öl mit 3 EL flüssigen Honig und geben Sie das Gemisch in Ihr Badewasser. So einfach haben Sie ein pflegendes, entgiftendes und entzündungshemmendes Bad zubereitet.
2. Sahne: Ihre erste Empfindung ist vielleicht, dass Sahne ein merkwürdiger Badezusatz ist. Doch sie macht ihre Haut weich, pflegt sie auf natürliche

Weise und schützt sie vor dem Austrocknen. Zur Herstellung eines Ölbades mischen Sie 10 bis 15 Tropfen ätherisches Öl mit 4 EL Sahne.

3. Salz: Die antibakterielle und entgiftende Wirkung von Salz ist bekannt. Wichtig ist, dass Sie hochwertiges Salz wie Meersalz nehmen. Füllen Sie 150 bis 200 Gramm Meersalz in ein Schraubglas und träufeln Sie 10 Tropfen ätherisches Öl darüber. Verschließen Sie das Glas und schütteln Sie es kräftig. Für eine besonders entgiftende Wirkung dieser Bademischung empfehle ich Öle wie Rosmarin, Zitrone oder Wacholder.

Jede Bademischung hat natürlich eine andere Wirkung. Für ein entspannendes Bad verwenden Sie am besten folgende ätherische Öle:

- Lavendel
- Melisse
- Bergamotte
- Rose
- Kamille
- Neroli
- Vanille
- Geranie
- Für ein anregendes und durchblutungsförderndes Bad nehmen Sie:
- Wacholder
- Rosmarin
- Zitrone
- Angelika

Für die Hautpflege empfiehlt sich:

- Sandelholz
- Kamille
- Geranie
- Neroli

Die oben genannten ätherischen Öle sind nicht für Kinder und Säuglinge gedacht. Wenn Sie eine spezielle Bademischung für Ihr Kind zubereiten wollen, dann wählen Sie ätherische Öle aus Mandarine und Kamille. Diese können Sie, wie oben beschrieben, mit den Emulgatoren mischen. Besonders Honig ist bei Kindern als Badezusatz beliebt. Wenn Sie 10 bis 15 Tropfen Mandarinen- oder Kamillenöl mit 3 EL Honig zu einer Bademischung anrühren, werden Sie Ihr Kind sicher sehr glücklich machen.

Beachten Sie, dass Ihr Körper schneller das ätherische Öl aufnimmt, je heißer das Badewasser ist. Bei Bluthochdruck oder Atembeschwerden sollte die Temperatur des Wassers 38 Grad nicht überschreiten. Halten Sie in diesem Fall auch die

Menge an ätherischem Öl gering und baden Sie nicht länger als 10 Minuten. Generell gilt, dass Aromabäder nicht länger als 20 Minuten dauern sollen. Den besten Effekt daraus erzielen Sie, wenn Sie nach dem Baden 30 Minuten warm eingepackt ruhen.

Massage

Ätherische Öle eignen sich auch wunderbar als Massageöl. Um Hautreizungen zu vermeiden, müssen Sie die Öle allerdings immer verdünnen. Bei einer professionellen Massage erwärmt der Masseur oder die Masseurin das Massageöl, bevor es auf dem Körper verteilt wird. Um in den Genuss einer Massage zu kommen, müssen Sie aber nicht unbedingt einen professionellen Masseur oder eine Masseurin in Anspruch nehmen. Stellen Sie sich einfach selbst eine Mischung mit ätherischen Ölen für die Massage zu Hause her. Dafür benötigen Sie als Zutaten lediglich ein Basisöl und das gewünschte ätherische Öl. Als Basisöle eignen sich Mandelöl, Sesamöl, Kokosöl, Jojobaöl, Avocadoöl oder Olivenöl.

Geben Sie das Basisöl in ein Fläschchen aus dunklem Glas. Tropfen Sie anschließend das ätherische Öl hinzu. Wenn die Öffnung der Flasche zu klein ist, können Sie einen Trichter zu Hilfe nehmen. Verschließen Sie die Flasche und schütteln Sie die Mischung kräftig. Bewahren Sie das Massageöl an einem dunklen und kühlen Ort auf.

Auftragen auf die Haut

Sie können ätherische Öle auch in Form von Salben, Cremes und Lotionen als Pflegemittel für die Haut verwenden. Da eine Salbe nur fetthaltige Stoffe und kein Wasser enthält, ist sie dickflüssiger als Cremes und Lotionen. Dadurch kann sie nicht von Bakterien und Pilzen befallen werden und entsprechend lange halten. In Läden, die Naturkosmetik anbieten, finden Sie eine gute Auswahl an Cremes, Lotionen und Salben mit ätherischen Ölen.

Wenn Sie eine Salbe selbst herstellen möchten, ist das Verhältnis: 60 % natürliches Fett (z.B. Bio-Sheabutter) und 40 % Trägeröl (z.B. Mandelöl, Jojobaöl oder Oilvenöl). Zu dieser Mischung geben Sie ein wenig ätherisches Öl. Erhitzen Sie das Bio-Sheabutter auf etwa 50 Grad im Wasserbad oder Heißluftofen. Geben Sie dann, je nach gewünschter Konsistenz, das Trägeröl hinzu. Je höher die Menge an Trägeröl, desto weicher wird die Masse. Anschließend träufeln Sie einige Tropfen ätherisches Öl in die Mischung und verrühren alles gut miteinander.

Mundspülung

Mundspülungen mit ätherischen Ölen zählen tatsächlich zur äußeren und nicht zur inneren Anwendung. Sie hemmen Bakterien und Pilze im Mundraum und beugen der Plaquebildung vor. Wenn Sie mit der Spülung kurz gurgeln, werden gleichzeitig effektiv die Atemwege während einer Erkältung befreit. Es gibt fertige Mundspülungen mit Menthol, Thymian, Salbei oder Eukalyptol zu kaufen.

Kompressen und Wickel

Kompressen oder Auflagen sind gefaltete Tücher, die Sie in warmes oder kaltes Wasser tauchen und auf die Haut auflegen. Sie sind vielfältig einsetzbar. So helfen Kompressen aus Lavendelöl zum Beispiel bei Augenentzündungen, Gelenkschmerzen oder Rheuma. Feucht-warme Kompressen lindern aber auch innere Beschwerden wie Magenschmerzen, Unterleibsschmerzen, Ohrenschmerzen sowie Abszesse und unterstützen eine Entgiftungskur. Kalte Kompressen verwenden Sie bei Entzündungen, Fieber, Kopfschmerzen, Sonnenbrand und Schwellungen.

Sie können sich entweder eine wässrige Kompresse oder eine ölige Kompresse herstellen. Für die wässrige Kompresse geben Sie 5 Tropfen ätherisches Öl in eine Schüssel mit 2 bis 3 Liter heißem oder kaltem Wasser. Tauchen Sie einen Teil des Tuches hinein und wringen Sie es gut aus. Diesen Vorgang wiederholen Sie etwa zehn Mal. Dann legen Sie sich das feuchte Tuch auf die gewünschte Stelle. Für die ölige Kompresse vermischen Sie 2 Tropfen ätherisches Öl mit 10 Milliliter Trägeröl und tröpfeln Sie die Mischung auf das Tuch. Als Trägeröle eignen sich Mandelöl, Olivenöl, Sonnenblumenöl oder Jojobaöl. Sie können eine ölige Kompresse warm oder kalt anwenden.

Wickel mit ätherischen Ölen helfen bei Fieber, Schwellungen, Durchblutungsstörungen und Unruhe. Einen Wickel fertigen Sie folgendermaßen an:

Tauchen Sie ein doppelt gefaltetes Tuch aus Baumwolle (z.B. Geschirrtuch) in eine Mischung aus Wasser und ätherischem Öl. Diese Mischung können Sie sich genauso herstellen wie ich es oben für die Kompresse beschrieben habe. Alternativ träufeln Sie eine Mixtur aus ätherischem Öl und Trägeröl (Herstellung wie oben beschrieben) auf das Tuch. Legen Sie das Tuch in einen lebensmittelechten Plastikbeutel, den Sie zwischen zwei Wärmflaschen platzieren. Nach einer Weile nehmen Sie das doppelt gefaltete Tuch aus dem Beutel und legen es auf die zu behandelnde Körperstelle. Um das Tuch auf der Haut warm zu halten, wickeln Sie ein vorgewärmtes Handtuch darüber. Wickeln Sie eine Decke um beide Tücher und legen Sie eine Wärmflasche darauf. Auf diese Weise hält der Wickel lange warm und das ätherische Öl kann gut einziehen.

Mehr zu den ätherischen Ölen, die Sie bei verschiedenen Beschwerden für Ihre Wickel und Kompressen verwenden können, erfahren Sie in Kapitel 3. Dort stelle ich die am häufigsten eingesetzten Öle und ihre Wirkung eingehend vor.

INHALATIVE ANWENDUNG

Eine einfache Methode der Aromatherapie zu Hause ist die Raumbeduftung. Die Wahl des passenden Öls hängt davon ab, welche Stimmung Sie erzeugen wollen oder ob Sie eine Erkältung auskurieren möchten. Auf die Wirkung der verschiedenen Öle werde ich in Kapitel „Die Öle“ genau eingehen. Zunächst möchte ich Ihnen die verschiedenen Methoden und Accessoires vorstellen, die Ihnen für die inhalative Anwendung zur Verfügung stehen.

Duftlampen

Beim Einsatz von Duftlampen sollten Sie darauf achten, dass sie diese nicht zur dauerhaften Beduftung verwenden. Eine Duftlampe verbreitet zu Beginn einen angenehmen Duft, der mit der Zeit aber beißender und unangenehmer wird. Warum ist das so? Durch die Erhitzung von Öl und Wasser entsteht eine Oberflächenspannung, die das Öl nach außen zum heißen Rand der Lampe drückt. Dort oxidiert das Öl und zersetzt sich. Spätestens, wenn es unangenehm zu riechen beginnt, sollten Sie die Duftlampe nicht weiter benutzen, denn es können sich nun sogar gesundheitsschädliche Dämpfe im Raum verbreiten. Für eine kurze Raumbeduftung ist die Duftlampe allerdings gut geeignet.

Duft-Vernebler

Für die längere Beduftung Ihrer Räume ist ein Duft-Vernebler eine optimale Alternative. Er verteilt den Duft mit einem Ventilator und ohne Erwärmung. Die Verneblung erfolgt rein mechanisch mithilfe von Ultraschall. Je nach Raumgröße können Sie sich einen großen oder kleinen Vernebler zulegen. Ein schöner Nebeneffekt ist, dass Ihr Raum gleichzeitig befeuchtet wird. Neben der Beduftung dient der Vernebler ideal zur Desinfektion Ihrer Räumlichkeiten sowie als begleitende Inhalationstherapie bei Erkrankungen der Atemwege.

Raumsprays

Sie können sich Raumsprays als fertige Mischung kaufen oder Duftkompositionen selbst herstellen. Dafür benötigen Sie braune Sprühflaschen mit Zerstäuber, die Sie in der Apotheke erhalten. Je nachdem, welche Menge an Raumspray Sie herstellen wollen, wählen Sie eine Sprühflasche mit 30 Milliliter oder 100 Milliliter.

Geben Sie in die Sprühflasche 2 Milliliter von 90-prozentigem Alkohol, den Sie ebenfalls in der Apotheke kaufen. Fügen Sie nun 15 bis 20 Tropfen Ihrer Mischung aus ätherischen Ölen hinzu. Füllen Sie den Rest der Flasche mit destilliertem Wasser auf. Das fertige Raumspray ist etwa ein halbes Jahr haltbar.

Für eine kleinere Menge Spray, das auch nicht so lange halten muss, nehmen Sie die 30-Milliliter-Flasche und füllen etwas hochprozentigen Alkohol, zum Beispiel

Korn, hinein. Geben Sie nun 5 bis 7 Tropfen ätherisches Öl und Leitungswasser hinzu. Den Alkohol können Sie auch durch Salz ersetzen. Für eine 100-Milliliter-Sprühflasche benötigen Sie etwa einen Teelöffel Salz, für die 30-Milliliter-Flasche reicht ein halber Teelöffel Salz. Die übrigen Zutaten geben Sie gemäß der obigen Anleitung hinzu. Die Mischungen mit Salz und Leitungswasser halten etwa vier Wochen.

Duftschalen

Wenn Sie bereits eine Duftlampe besitzen, müssen Sie sich nicht extra eine Duftschale kaufen. Wie bei der Verwendung als Duftlampe auch, geben Sie einfach etwas Wasser in die Schale und fügen einige Tropfen ätherisches Öl hinzu. Im Gegensatz zur Verwendung als Duftlampe, stellen Sie die Schale aber nicht über eine Kerze, sondern platzieren Sie an einem warmen Ort. Dafür bietet sich eine Heizung als sehr geeignet an. Das ätherische Öl verdunstet langsamer als bei der Duftlampe und verteilt sich allmählich im Raum.

Duftsteine

Duftsteine gibt es in verschiedenen Formen und Farben. Sie sind dekorativ und schaffen eine angenehme Raumatmosphäre. Sie können einen oder mehrere Steine überall dort platzieren, wo es nach Ihrem Lieblingsduft riechen soll. Sie sorgen damit für einen dauerhaft frischen Duft in ihren Schränken oder im Badezimmer, ganz ohne Einsatz eines chemischen Raumsprays, wie es sie billig in Supermärkten oder Drogerien gibt. Tropfen Sie das ätherische Öl Ihrer Wahl auf die Unterseite des Duftsteins, da es auf der Oberseite zu unschönen Verfärbungen kommen würde.

Duftspender, Duftstäbchen und Potpourris

Duftspender mit Duftstäbchen sind eine weitere angenehme und einfache Variante, die Raumatmosphäre zu verbessern. Das Prinzip ist einfach. Sie füllen das ätherisches Öl Ihrer Wahl in einen Flacon und stellen die Duftstäbchen aus Holz hinein. Je mehr Stäbchen Sie verwenden, desto intensiver wird der Duft im Raum verteilt. Wichtig bei dieser Methode ist, dass Sie keine gewöhnlichen Holzstäbchen, wie etwa Schaschlikspieße, nehmen. Diese würden sich nicht ausreichend mit dem ätherischen Öl vollsaugen. Spezielle Raumduftstäbchen sind aus Bambus, Balsaholz oder Rattan geschnitzt. Nur diese Holzarten nehmen das ätherische Öl optimal auf und leiten es in die Raumluft.

Alternativ zu einem Duftspender mit Stäbchen können Sie ein Potpourri zur Raumbeduftung verwenden. Das ist nichts anderes als eine Schale mit getrockneten Blüten oder Kräutern, auf die Sie einige Tropfen ätherisches Öl geben. Der Duft der Blüten und des Öls wird sich unaufdringlich im Raum verteilen und eine angenehme Atmosphäre schaffen. Vorausgesetzt, Sie geben nicht zu viel Öl in die Schale.

ORALE ANWENDUNG

Die Methoden der oralen Anwendung werde ich bewusst nur kurz vorstellen, da Sie diese ausschließlich in Absprache mit einem Arzt, Heilpraktiker oder Aromatherapeuten durchführen sollten. Warum ist das so? Ätherische Öle sind hochkonzentrierte und hochpotente Pflanzenstoffe. Wer Sie innerlich anwendet, muss daher ein gutes Grundverständnis über sie haben. Natürlich können Sie die Öle zum Aromatisieren von Speisen nutzen. Dieser Anwendung widme ich mich in Kapitel „Kochen mit ätherischen Ölen".

Beim Kochen verwenden Sie aber nur eine geringe Menge der ätherischen Öle. Wenn ich an dieser Stelle vor der oralen Einnahme ohne Arzt warne, meine ich die gezielte Applikation bei bestimmten Krankheiten und Beschwerden. Der Arzt, Heilpraktiker oder Aromatherapeut kennt die richtigen Dosierungen. Kinder dürfen ätherische Öle überhaupt nicht innerlich einnehmen.

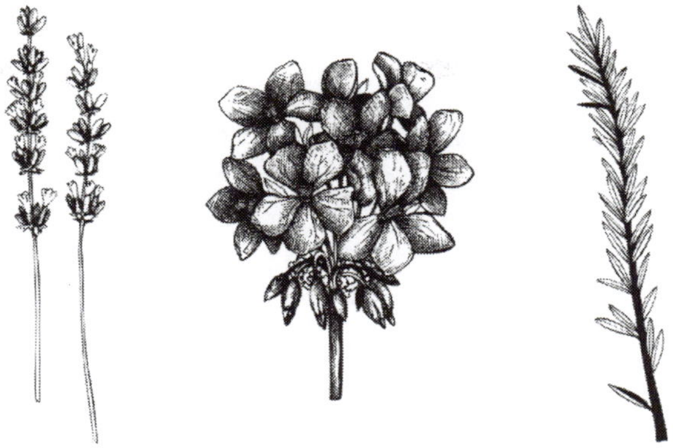

DIE ÖLE

Die Anwendung ätherischer Öle im Alltag und bei Beschwerden ist vielfältig. Nachdem wir uns in den ersten Kapiteln mit den theoretischen Grundlagen beschäftigt haben, möchte ich Ihnen nun die verschiedenen Öle und ihre ganz konkreten, praktischen Anwendungen vorstellen.

AM HÄUFIGSTEN VERWENDETE ÄTHERISCHE ÖLE

BERGAMOTTE

Bergamotte ist den meisten Menschen als Duft in Parfums, Duschgels und anderen Pflegeprodukten oder als Zusatz im berühmten Earl-Grey-Tee bekannt. Das beliebte Bergamotte-Öl kann aber weitaus mehr als nur einen anziehenden Duft verströmen. Das Öl wird den Früchten der Bergamotte entnommen. Die Bergamotte ist ein Hybridgewächs zwischen Zitruspflanzen und der Grapefruit. Der Name stammt von der italienischen Stadt Bergamo. Jedoch ist der Ursprung der Bergamotte nicht eindeutig. Sie wurde entweder durch die Kreuzzüge aus dem Orient nach Europa gebracht oder kam durch Christoph Kolumbus zu uns. Das grünliche oder dunkelbraune Öl wird durch das Pressen der aromatischen Schale gewonnen. Es ist tatsächlich nur das wertvolle ätherische Öl, das die Pflanze so interessant für uns macht. Zum Verzehr ist die saure bis bittere Frucht nicht geeignet.

Das Bergamotte-Öl besteht aus sekundären Pflanzenstoffen, den sogenannten Terpenen. Am häufigsten vertreten sind:

- Limonene (60 % und mehr)
- Linalyl-Acetat (15 % und mehr)
- Linalool (ca. 10 %)

Die gesundheitlichen Wirkungen des Bergamotte-Öl variieren etwas je nach Art der Anwendung. Allgemein sind folgende Effekte bekannt:

- Appetitanregend
- Verdauungsfördernd
- Entkrampfend
- Magenstärkend
- Linderung bei Blähungen
- Fiebersenkend
- Konzentrationsfördernd
- Hemmung von Scheidenpilz
- Beruhigend
- Antiseptisch
- Desodorierend
- Gegen Akne und Ekzeme
- Gegen Furunkel
- Hilfe bei fettiger Haut
- Verbesserung des Hautbildes
- Adstringierend
- Reinigend
- Stressreduktion
- Antibakterielle Wirkung
- Reduktion der Leberfettwerte
- Linderung von Schmerzen
- Hemmung von Entzündungen

Sie können das Bergamotte-Öl verwenden für:

- Bäder
- Balsams

- Cremes
- Kompressen
- Massageöle
- Duftlampen und andere Duftaccessoires
- Parfüms
- Als Aromatische Zutat beim Kochen

Die innere Anwendung ist, wie bereits erwähnt, bei allen ätherischen Ölen mit Vorsicht zu genießen.

Anwendungstipps

- Die innere Einnahme des Bergamotte-Öl erfolgt zwei Mal täglich. Vermengen Sie dafür zwei bis vier Tropfen Bergamotte-Öl mit einem Teelöffel Honig. Lösen Sie die Mischung in einem Glas mit lauwarmem Wasser oder Kräutertee auf. Ein Arzt, Heilpraktiker oder Aromatherapeut kann die Dauer der Anwendung bestimmen.
- Zur Verfeinerung von Soßen, Smoothies, Süßem oder Obstsalaten vermengen Sie einfach 2 Tropfen Bergamotte-Öl in Honig oder Milch und geben Sie die Mischung in die entsprechende Speise.
- Für die Hautpflege können Sie sich mit Bergamotte-Öl zu Hause ganz einfach selbst eine Gesichts-Maske herstellen. Pürieren Sie dafür eine Papaya zu einer glatten Maske. Mischen Sie 3 Tropfen Bergamotte-Öl und einen halben Teelöffel Honig unter. Tragen Sie die Maske auf das Gesicht und den Hals auf. Nach 20 bis 30 Minuten spülen Sie Maske gründlich mit warmem Wasser ab.
- Für ein Badeöl mischen Sie einen Becher Sahne mit 4 Tropfen Bergamotte-Öl, 2 Tropfen Bay-Öl, 1 Tropfen Ylang-Ylang-Öl und 3 Tropfen Rosenöl. Für ein Hautöl mischen Sie die oben genannten Öle mit 50 ml Jojobaöl.
- Zur Inhalation von Bergamotte-Öl können Sie einige Tropfen in eine Duftlampe, einen Raumdiffusor oder auf einen Duftstein geben.

Achtung: Da Bergamotte-Öl einen hohen Anteil an Furanokumarinen besitzt, die phototoxisch wirken, sollten Sie nach der Anwendung 2 Stunden warten, bevor Sie in die Sonne gehen!

Geben Sie Bergamotte-Öl auch niemals unverdünnt auf die Haut, um Hautverbrennungen und andere Hautschäden zu vermeiden. Verwenden Sie immer nur 1 Tropfen Bergamotte-Öl pro 20 ml Trägeröl. Am besten prüfen Sie auch in dieser Verdünnung zunächst die Verträglichkeit für Ihre Haut.

EUKALYPTUS

Eukalyptus-Öl wird aus den Blättern von Eukalyptuspflanzen gewonnen. Es gibt über 600 verschiedene Arten von Eukalyptus. Aber nur aus 20 Arten lässt sich das Eukalyptus-Öl extrahieren. Der vorwiegend in Australien wachsende Blaue Eukalyptus, auch Gewöhnlicher Eukalyptus oder Tasmanischer Blaugummibaum genannt, ist für die Anwender ätherischer Öle die wichtigste Eukalyptusart. Seine gesundheitsfördernde Wirkung war bereits bei den Aborigines bekannt.

Da viele Eukalyptusbäume heute in großen Monokulturen in China angebaut werden und damit immer mehr den Regenwald verdrängen, sollten Sie Eukalyptus-Öl aus nachhaltigem Bioanbau kaufen.

Eukalyptus besitzt folgende Inhaltsstoffe:

- 1,8-Cineol, früher Eukalyptol genannt (über 70 %)
- 1-Pinen (9 %) und 2-Pinen (1,5 %)
- Limonen (bis 12 %)
- Phellandren (1,5 %)

Welche Wirkung haben diese Inhaltsstoffe? Cineol ist ein sekundärer Pflanzenstoff. Genauer gesagt handelt es sich um ein Monoterpen. Terpene werden gern als Lösungsmittel oder Aromastoffe verwendet. Sicher kennen Sie alle das Mittel Terpentin. Da Cineol aber auch heilend auf die oberen und unteren Atemwege wirkt, wird es medizinisch bei Erkältungen, Bronchitis, Asthma und Heuschnupfen eingesetzt.

Auch Pinene zählen zu den Monoterpenen. Sie kommen in vielen Kräutern wie Dill, Oregano, Borretsch und Rosmarin vor. Sie haben eine ähnliche Wirkung wie Cortison und können Entzündungen hemmen.

Limonen gehört ebenfalls zur Gruppe der Terpene und wird gern als citrusähnlicher Duftstoff verwendet. Es dient aber auch als natürliches Konservierungsmittel in Kosmetikartikeln.

Auch die Phellandrene zählen zu den Terpenen und riechen intensiv nach Terpentin. Phellandrene sind in Kümmel, Dill und Fenchel zu finden.

Da Eukaylptus-Öl schleimlösende und entzündungshemmende Eigenschaften besitzt, ist es ein wirksamer Inhaltsstoff in Hustenbonbons und pflanzlichen Erkältungskapseln wie etwa Gelo Myrtol. Darüber hinaus hilft Eukalyptus-Öl auch bei Asthma.

Sie können das Eukalyptus-Öl verwenden für:

- Inhalationen

- Massagen bei Muskelschmerzen und Rheuma
- Innere Anwendungen in Form von Hustenbonbons und Kapseln

Anwendungstipps

Zum Inhalieren geben Sie ein bis zwei Tropfen des Eukalyptus-Öls in einen großen Topf mit kochendem Wasser. Verwenden Sie wirklich nicht mehr Öl, da es in zu großen Mengen die Schleimhäute sehr reizen kann. Gießen Sie das Wasser aus dem Topf in eine Schüssel. Beugen Sie sich über die Schüssel und legen Sie sich ein Handtuch über den Kopf und die Schüssel, sodass kein Dampf entweicht. Halten Sie beim Inhalieren des Dampfes die Augen geschlossen, damit diese nicht gereizt werden.

Wenn Sie nur wenig Zeit haben, können Sie die Inhalation in abgespeckter Form durchführen. Geben Sie ein bis zwei Tropfen Eukalyptus-Öl auf ein Taschentuch, halten Sie es sich vor die Nase und atmen Sie tief ein.

Eine sanftere Form der Inhalation ist die Anwendung des Eukalyptus-Öls in einer Duftlampe oder als Aufguss in der Sauna.

Um Muskel- und Gelenkbeschwerden zu behandeln, reiben Sie einfach die schmerzende Stelle mit einem Gel oder einer Salbe aus Eukalyptus-Öl ein. Alternativ können Sie eine Kompresse herstellen. Tropfen Sie dafür 2 bis 3 Tropfen Eukalyptus-Öl auf ein Tuch. Wickeln Sie ein Küchentuch darum und legen Sie es auf die gewünschte Körperstelle.

Neben der hervorragenden Wirkung auf die Atemwege besitzt Eukalyptus-Öl auch antibakterielle und fungizide Eigenschaften. Daher finden Sie im Handel auch Seifen, Hautcremes und Mundspülungen auf Basis von Eukalyptus-Öl.

Achtung: Da das Cineol im Eukalyptus-Öl eine stark reizende Wirkung auf Haut und Schleimhäute besitzt, sollten Sie entweder sehr wenig von dem Öl verwenden oder es gut verdünnen. Darüber hinaus darf es nicht in die Augen gelangen. Wenn Sie Badezusätze, Cremes oder Seifen mit Eukalyptus-Öl kaufen, ist das Öl bereits optimal verdünnt. Für eine eigene Bademischung dürfen Sie nur wenige Tropfen verwenden. Schwangere und Kleinkinder sollten auf den Einsatz von Eukalyptus-Öl ganz verzichten. Eine zu hohe Konzentration könnte die Leber schädigen. Daher sollten Sie Eukalyptus-Ö auch nicht anwenden, wenn Sie bereits an einer Erkrankung an Leber oder Galle leiden. Ebenso ist bei akuten und chronischen Magenbeschwerden von der Verwendung von Kapseln oder Bonbons mit Eukalyptus-Öl abzusehen.

WEIHRAUCH

Weihrauch ist das luftgetrocknete Harz der Weihrauchbäume, die zur Familie der Balsambaumgewächse zählen. Das ätherische Weihrauchöl wird aus dem Harz extrahiert. Dafür werden Stamm und Äste eingeschnitten, sodass die klebrige Flüssigkeit austreten kann. Diese trocknet an der Luft und verfestigt sich zur Harzmasse. Die Erntehelfer schaben das Harz von den Bäumen. Anschließend wird das ätherische Öl durch Wasserdampfdestillation aus der Harzmasse gelöst.

Bereits die alten Ägypter, Griechen und Römer nutzten Weihrauch zum Räuchern und als Heilmittel. Es hat auch in China und Indien eine lange Tradition in der Medizin. Weihrauch wirkt entzündungshemmend und beschleunigt die Wundheilung. Innerlich angewendet kann es Entzündungen der Organe heilen. Bei uns in Europa ist Weihrauch eher als Räuchermittel bei religiösen Zeremonien bekannt. In Deutschland darf Weihrauch nur als Nahrungsergänzungsmittel, nicht aber als Medizin verkauft werden. Es wird darüber hinaus in Cremes, Salben, Gels und anderen Kosmetika verwendet, um Trockenheit und Hautreizungen entgegenzuwirken. Der Duft von Weihrauch soll auch gegen Schlafstörungen und Unruhe helfen.

Die Inhaltsstoffe von Weihrauch sind:

- Boswelliasäuren
- Schleim
- Triterpene
- Wasser (10 bis 12 %)
- Harz (50 %)
- Gummi (20 %)
- Ätherisches Öl (10 %)
- Camphen
- Limonen
- Alpha-Pinen und Beta-Pinen

Sie können Weihrauch anwenden bei:

- Schlafstörungen
- Unruhe
- Ängste
- Beschwerden an Muskeln und Gelenken
- Hautirritationen und Trockenheit
- Akne
- Äußeren Narben und Wunden
- Dehnungsstreifen
- Anzeichen von Hautalterung

- Allergien
- Rheuma und Arthritis
- Geschwächtem Immunsystem

Anwendungstipps

Bei Unruhe, Schlafstörungen und Ängsten füllen Sie eine Schüssel mit kochendem Wasser und fügen zwei bis drei Tropfen Weihrauchöl hinzu. Lassen Sie das Wasser etwas abkühlen. Beugen Sie sich über die Schüssel und decken Sie ein Handtuch über Ihren Kopf. Inhalieren Sie nun kräftig die Dämpfe. Auch eine Erkältung bekommen Sie mit diesem Weihrauch-Dampfbad schneller wieder in den Griff. Natürlich können Sie Weihrauchöl auch immer mal wieder in die Duftlampe geben, um Ängste und Stress zu mindern und sich ruhiger und entspannter zu fühlen.

Bei Schmerzen an Muskeln und Gelenken können Sie die betreffenden Stellen direkt mit ein bis zwei Tropfen Weihrauchöl einmassieren. Oder stellen Sie eine Kompresse her, indem Sie einige Tropfen Weihrauchöl auf ein nasses Tuch reiben und dieses auf die schmerzende Körperregion legen. Alternativ können Sie ein Bad mit Weihrauchöl nehmen. Träufeln Sie dafür einige Tropfen Weihrauchöl in das einlaufende Wasser und geben Sie einen Emulgator wie Sahne oder Honig dazu.

Für die Hautpflege können Sie regelmäßig eine Weihrauchcreme verwenden. Entsprechende Salben, Cremes und Gels finden Sie in Läden oder Online-Shops, in denen Naturkosmetika angeboten werden.

Zur innerlichen Anwendung gibt es Weihrauch in Kapselform. Wie bereits erwähnt gelten sie aber nicht als Medizin, sondern zählen zu den Nahrungsergänzungsmitteln. Sie mindern entzündliche Vorgänge im Körper, stärken das Immunsystem und lassen Erkältungen schneller abklingen. Diese Wirkungen können Sie allerdings auch mit dem Inhalieren des Weihrauchöls erzielen. Die Einnahme von Weihrauch hat darüber hinaus einen schmerzstillenden Effekt ohne Nebenwirkungen. Wenn Sie Schmerzmittel durch Weihrauch-Kapseln ersetzen möchten, besprechen Sie das am besten mit Ihrem Arzt. Er kann Ihnen die richtige Dosierung für Ihre Beschwerden empfehlen. Im Allgemeinen ist Weihrauchöl innerlich wie äußerlich angewandt gut verträglich.

GERANIE

Geranien gehören zur Familie der Storchschnabelgewächse. Das ätherische Öl wird ausschließlich aus der Duftgeranie gewonnen und wurde bereits von den alten Ägyptern für seine hautpflegenden Eigenschaften geschätzt. Die Extraktion des Geranienöls aus den Blüten und Blättern erfolgt mittels

Wasserdampfdestillation. Der blumige Duft erinnert an Rosen. Daher wird es oft als Ersatz für das teure Rosenöl genommen.

Zu den Inhaltsstoffen des Geranienöls zählen:

- Geraniol
- Rosenoxid
- Menthon
- Citronellol
- Cytronellylformiat
- Pinen

Citronellol und Geraniol duften nach Rose und geben dem Öl seinen besonderen Charakter.

Folgende Wirkungen werden dem Geranienöl zugeschrieben:

- Antibakteriell
- Entzündungshemmend
- Wundheilend
- Durchblutungsfördernd
- Antiseptisch
- Antifungal
- Antitumoral
- Blutungsstillend
- Stimmungsaufhellend
- Beruhigend und entspannend
- Stresslindernd
- Reguliert die Talgproduktion

Besonders die harmonisierende Wirkung auf die Talgproduktion konnte bisher an keinem anderen ätherischen Öl festgestellt werden. Bei zu fettiger Haut vermindert das Geranienöl die Produktion von Talg, während es bei trockener Haut die Talgproduktion ankurbelt.

Anwendungstipps

Zur Inhalation gegen Stress, Erschöpfung. Depression, Ärger oder Aufregung träufeln Sie 5 Tropfen Geranienöl und 2 bis 3 Tropfen eines Zitrusöls in die Wasserschale Ihrer Duftlampe. Generell lässt sich Geranienöl wunderbar mit anderen rosenartigen Duftkompositionen wie Rose und Linaleoholz mischen.

Für ein Bade- und Massageöl empfehle ich eine Komposition aus je 4 Tropfen Geranie und Sandelholz sowie 2 Tropfen Rose. Träufeln Sie die Öle in 2 EL Mandelöl, das als Emulgator dient.

Bei Erkrankungen der Atemwege wie Bronchitis und Angina können Sie bis zu 10 Tropfen Geranienöl in ein Glas mit Wasser geben und die Mischung als Mundspülung zum Gurgeln verwenden.

Nach vorheriger Absprache mit dem Arzt lässt sich das Geranienöl auch innerlich anwenden. Dafür können Sie bis zu drei Mal täglich 4 Tropfen mit einem Teelöffel Honig vermischen und alles in ein Glas lauwarmes Wasser oder Tee geben.

Geranienöl eignet sich auch wunderbar zur Narbenbehandlung. Vermischen Sie 8 Tropfen Geranie mit einem Öl wie Mandelöl oder Hagebuttenkernöl. Betupfen Sie die Narbe immer wieder sanft mit der Mischung.

HELICHRYSUM

Helichrysum ist das ätherische Öl der Strohblume, die der Familie der Kamille-Pflanzen angehört. Der Name Helichrysum leitet sich vom griechischen „Helios" für „Sonne" und „Chrysos" für „Gold" ab. Wenn Sie die Blüten der Strohblume betrachten, die goldgelb erstrahlen, verstehen Sie diese Namensgebung. Im alten Griechenland war die Strohblume als Heilmittel sehr beliebt. Auch in anderen Kulturen und noch in der heutigen Zeit wird sie für ihre zahlreichen positiven Eigenschaften geschätzt und vielseitig eingesetzt. Nicht umsonst heißt die Strohblume auch „Immortelle", was übersetzt „unsterblich" bedeutet. Sie besitzt eine verjüngende Wirkung auf die Haut und ist in vielen Anti-Aging-Kosmetika zu finden. Und dabei ist diese Pflanze selbst so genügsam. Sie kann auf kargem Boden wachsen, auf dem sonst kaum etwas wächst. Alles, was sie ausreichend braucht, ist Sonne. Da viele Strohblumen für die Herstellung des Immortellen-Öls benötigt werden, ist das Öl recht teuer.

Helichrysum-Öl besitzt folgende Inhaltsstoffe:

Der Hauptwirkstoff ist Nichtacetat. Weitere wertvolle Bestandteile sind:

- Sesquiterpene
- Azanol
- Limonen
- Beta-Pinen
- Bitterstoffe

Folgende Wirkungen entfalten diese Inhaltsstoffe:

- Stimulation des Lymphflusses
- Entgiftung des Körpers
- Anti-Aging-Effekt
- Stärkung der Nerven

- Antivirale Wirkung
- Schützt vor Akne, Herpes oder Psoriasis

Das Immortellen-Öl ist vor allem für seine hautverjüngende und entgiftende Wirkung bekannt. Es wird gern in Pflegeprodukten für ältere Menschen verwendet. Da es eines der wenigen ätherischen Öle ist, das die Haut nicht reizt, können Sie es auch bei Kindern und Menschen mit empfindlicher Haut einsetzen. Jedoch sollten Sie das Öl für die Anwendung immer verdünnen, da es sehr teuer ist und bereits in kleiner Dosierung eine große Wirkung erzielt.

Anwendungstipps

Für Blutergüsse und oberflächliche Hautläsionen können Sie einen Wundverband in eine Heilmischung aus 100 ml Wasser und etwa 10 Tropfen Immortellen-Öl einweichen. Legen Sie den Verband auf die betreffende Körperstelle oder umwickeln Sie diese.

Bei Rückenschmerzen, Gelenkbeschwerden und anderen Schmerzen können Sie rasch selbst eine Salbe herstellen. Mischen Sie dafür einige Tropfen Immortellen-Öl mit einem Pflanzenöl. Reiben Sie nun die entsprechende Körperregion damit ein. Da Immortellen-Öl die Haut überhaupt nicht reizt, können Sie es sogar direkt auf Verbrennungen oder akute Verletzungen auftragen. Während Sie Sportverletzungen am besten mit Einreibungen behandeln, sollten Sie sich für Wunden oder Hauterkrankungen eine Kompresse herstellen. Mischen Sie dafür etwa 20 Tropfen Immortellen-Öl mit 250 ml Wasser oder Kräutertee. Tauchen Sie die Kompresse hinein und legen Sie diese auf die Wunde oder erkrankte Stelle. Sie können mit dem Immortellen-Öl nicht nur frische Wunden, sondern auch Narben behandeln. Reiben Sie die Narbe vorsichtig mit einer wie oben beschriebenen Salbe ein. Nach regelmäßiger Anwendung wird sich Ihre Narbe sichtbar regenerieren.

Für eine mentale Wirkung können Sie Immortellen-Öl auch einfach in die Duftlampe oder den Diffuser geben. Es beruhigt die Nerven, hilft innere Verletzungen zu verarbeiten und wirkt Nervosität und Angstzuständen entgegen. Auch ein Bad mit Immortellen-Öl hat diese ausgleichenden mentalen Wirkungen.

LAVENDEL

Lavendelöl ist das ätherische Öl der Lavendelpflanze. Der Echte Lavendel, aus dem das Öl zu Heilzwecken gewonnen wird, ist vorwiegend in der Provence zu finden. Sie können ihn jedoch auch in Ihren eigenen Garten oder in den Balkonkasten pflanzen. Lavendel ist recht anspruchslos. Hohe Temperaturen und Trockenheit sind für ihn genauso wenig ein Problem wie viel Feuchtigkeit. Das Kraut und die Blüten ernten Sie bei trockenem, sonnigem Wetter und lassen sie im Schatten trocknen. Anschließend können Sie Teemischungen herstellen oder Baumwollsäckchen zur Raumbeduftung befüllen. Natürlich können Sie sich auch ein ätherisches Öl ganz leicht selbst zusammenmischen. Lediglich zwei Zutaten sind dafür notwendig:

- Eine Handvoll Lavendelöl
- ½ Liter Pflanzenöl (z.B. Sonnenblumenöl)

Sie übergießen die Lavendelblüten mit dem Pflanzenöl und füllen die Mischung in eine leere Flasche ab. Lassen Sie die Flasche gut verschlossen etwa 3 bis 4 Wochen an einem sonnigen Platz stehen. Nach diesem Zeitraum ist das Lavendelöl konzentriert und wirksam genug, dass Sie es schließlich abfiltern und verwenden können.

Lavendel setzt sich aus folgenden Inhaltsstoffen zusammen:

- Linalylazetat
- Linalool
- Kampfer
- Cineol

Linalylazetat und Linalool gehören zur Gruppe der Monoterpene. Sie besitzen eine hohe Bioverfügbarkeit und können somit leicht vom Körper aufgenommen werden und schnell ihre Wirkung entfalten. Linalylazetat und Linalool passieren auch die Blut-Hirn-Schranke, sodass sie rasch im Gehirn und an den Nerven wirken können. Aus diesem Grund erzielen Sie mit einer intensiven Inhalation oder der Raumbeduftung mit Duftlampe ganz schnell positive Effekte. Linalylazetat ist verantwortlich für den charakteristischen Duft des Lavendelöls und der wichtigste Wirkstoff im Lavendelöl.

Je höher das Anbaugebiet des Lavendels liegt, desto stärker ist die Konzentration an Linalylazetat. Daher sind Klima, Boden und Anbauhöhe entscheidende Faktoren für die Konzentration der einzelnen Inhaltsstoffe. Linalylazetat hat zahlreiche positive Wirkungen auf die Psyche. Es beruhigt die Nerven, schützt vor Reizüberflutung, vermindert Angst und stärkt den Mut, besänftigt übermäßige Gefühlsregungen und beruhigt Körper, Geist und Seele.

Auch das Linalool ist für die hervorragenden Wirkungen des Lavendelöls unerlässlich. Linalool ist die Hauptsubstanz in vielen ätherischen Ölen. Es wirkt antiseptisch, entzündungshemmend und antimikrobiell.

Kampfer und Cineol sind im Lavendelöl zwar nur in geringen Mengen vorhanden, tragen aber ganz entscheidend zu den positiven Wirkungen bei. Kampfer ist belebend und erfrischend, krampflösend, fiebersenkend und antiseptisch. Darüber hinaus unterstützt es das Linalool wesentlich in seiner

Wirkung. Cineol löst den Schleim in Lunge und Nasennebenhöhlen und wirkt allgemein gegen Bakterien. Kampfer hemmt Entzündungen in den Schleimhäuten und lindert äußerlich angewendet Schmerzen bei rheumatischen Erkrankungen.

Nicht jeder Lavendel hat die gleiche Zusammensetzung der oben beschriebenen Inhaltsstoffe. Daher stelle ich nun kurz die verschiedenen Lavendelöle mit ihrem Wirkstoffgehalt und ihrer speziellen Anwendung vor.

Speiköl (Latifolia)

Das Speiköl, auch Spiköl genannt, wird aus dem Speiklavendel oder Schopf- und Wolllavendelöl gewonnen. Der Gehalt an Linalylazetat ist 1,5 bis 3 %. Linalool ist zu 40 bis 50 % enthalten. Es wirkt:

- Antibakteriell
- Antiviral
- Antimykotisch (gegen Pilze)
- Desinfizierend
- Reinigend
- Gegen Atemwegserkrankungen (z.B. Bronchitis)
- Schützend vor Insekten

Sie können es auf die Haut auftragen, inhalieren oder in einem Duftsäckchen zur Insektenabwehr nutzen.

Echtes Lavendelöl (Angustifolia)

Das Echte Lavendelöl oder „Lavendel extra“ bzw. „Lavendel fein“ besitzt einen Linalylazetat-Gehalt von 35 bis 50 %. Der Anteil an Linalool beträgt 30 bis 45 %. Diese Art von Lavendelöl ist besonders für folgende Anwendungsgebiete geeignet:

- Angst
- Unruhe
- Nervosität
- Schlafstörungen
- Offene Wunden
- Rheumatische Beschwerden
- Insektenstiche
- Kratzer
- Hautkrankheiten
- Pilzerkankungen

Sie können das Echte Lavendelöl folgendermaßen verwenden:

- Auftragen auf die Haut

- Inhalieren
- Einnahme als Zugabe zum Tee
- Einnahme in Kapselform

Lavandinöl

Der Hybridlavendel Lavandin besitzt eine geringere Heilwirkung als die anderen Lavendelarten. Es ist eine Kreuzung zwischen dem, in niederen Höhenlagen vorkommenden, Speiklavendel und dem Echten Lavendel, der eher in größeren Höhen angesiedelt ist. Lavandin hat einen Linalylazetat-Gehalt von 15 % und eine Linalool-Menge von 30 %. Die Inhaltsstoffe sind weitgehend die gleichen wie im Echten Lavendel und im Speiklavendel, nur in anderer Wirkstoffkombination und geringerer Intensität. Für den Heilbereich sind daher Echter Lavendel und Speiklavendel viel effektiver. Lavandin hat darüber hinaus den Nachteil, dass in ihm die anregenden Inhaltsstoffe des Speiklavendel mit den beruhigenden Stoffen des Echten Lavendel kombiniert sind. Somit neutralisieren sich die Wirkungen teilweise. Als preislich günstiges Öl, das eine Wohlfühlatmosphäre schafft, ist Lavandin aber durchaus geeignet. Verwenden Sie dafür unbedingt hochwertiges, reines Lavandinöl. Sie können es in eine Duftlampe oder einen Diffuser geben oder als Parfüm auf die Haut auftragen.

Anwendungstipps

Lavendelöl können Sie hervorragend als Heilmittel bei Wunden und sogar bei leichten Verbrennungen oder Sonnenbrand einsetzen. Es hilft gegen thermische Schmerzen, wirkt dem Anschwellen entgegen und vermindert die Blasenbildung. Am besten fertigen Sie kühlende Kompressen oder Quarkauflagen. Für eine Kompresse vermengen Sie einen Teelöffel Johanniskrautöl mit 3 Tropfen Lavendelöl und einem Tropfen Pfefferminzöl oder Teebaumöl. Für die Quarkauflage vermischen Sie etwa 10 Tropfen Lavendelöl mit etwa 2 Esslöffeln Quark. Tragen Sie die Mischung großzügig auf die betroffene Stelle auf und lassen Sie es 30 bis 60 Minuten einwirken.

Auch Fußpilz können Sie direkt mit Lavendelöl oder einem kosmetischen Produkt, das Lavendelöl beinhaltet, gut behandeln.

Gegen Kopfschmerzen und Migräne ist zwar Pfefferminzöl als Hilfsmittel bekannt. Jedoch können Sie alternativ ein wenig Lavendelöl auf die Schläfen reiben. Da Kopfschmerzen manchmal durch Verspannungen hervorgerufen werden, können auch warme Kompressen für den Nacken hilfreich sein.

Lavendelöl eignet sich ebenso hervorragend für das Aromatisieren von Speisen. Tipps zur Anwendung in der Küche finden Sie im Rezeptteil dieses Buches. Für die innere Anwendung sollten Sie auf jeden Fall ein 100 % naturreines Lavendelöl verwenden. Sie können damit Suppen, Desserts, Gebäck und Eis verfeinern.

ZITRONE

Zitronenöl wird aus den Schalen der Zitronen gewonnen. Es ist natürlich besonders in der Küche ein Highlight und verleiht Speisen ein köstliches Aroma. Anders als der Zitronensaft mit seinem sauren Geschmack, zaubert das ätherische Zitronenöl ein fruchtiges Zitronenaroma in Desserts und andere Gerichte.

Zitronen sind in Europa erst durch die Kreuzritter bekannt geworden. Sie brachten die Früchte aus den arabischen Ländern mit. Die Zitrone erfreute sich so großer Beliebtheit, dass auch die Europäer begannen, sie anzubauen. Ihr Duft und ihre gesundheitlichen Eigenschaften haben sie nicht nur zu einer wertvollen Zutat in Parfüms und Kosmetikartikeln gemacht, sondern auch zu einer Bereicherung in der Küche.

Zu den wertvollen Inhaltsstoffen des Zitronenöls zählen:

- Terpineol
- Aldehyde
- Pinen
- Kampfer
- Phellandren
- Limonen
- Citronnol
- Vitamin C
- Folsäure
- Vitamin K
- Vitamin B
- Beta-Carotin
- Calcium
- Kalium
- Phosphor
- Natrium
- Magnesium
- Eisen
- Zink
- Selen

Das Zitronenöl ist also ein wahrer Heilbrunnen an wichtigen Vitaminen und Mineralstoffen für den Körper.

Folgende therapeutische Wirkungen besitzt das Zitronenöl bei innerer Anwendung:

- Entzündungshemmend

- Fiebersenkend
- Blutstillend
- Konzentrationsfördernd
- Krampflösend
- Harntreibend
- Herzstärkend
- Blutdrucksenkend
- Reinigend und entgiftend
- Immunstärkend
- Leber stärkend
- Antiviral
- Antibakteriell
- Antimykotisch
- Antidepressiv
- Krebshemmend
- Beruhigend

Aber auch in der Duftlampe verwendet, zeigt das Zitronenöl seine vielfältigen positiven Eigenschaften. Es desinfiziert die Raumluft. Damit ist gerade in der Erkältungszeit die Raumbeduftung mit Zitronenöl eine wertvolle Maßnahme für Ihre Gesundheit. Die oben genannten physischen Wirkungen des Zitronenöls bei innerer Einnahme, erzielen Sie teilweise und in etwas abgeschwächter Form auch bereits mit der Inhalation. So kann die Raumbeduftung mit Zitronenöl zum Beispiel die Bauchspeicheldrüse stärken. Zitronenduft wirkt darüber hinaus natürlich vor allem auf die Psyche. Er hebt die Stimmung, mindert Ängste und Stress, beruhigt die Nerven und fördert die Konzentrationsfähigkeit. Auf die Haut aufgetragen hilft Zitronenöl bei Hautkrankheiten wie Ekzemen. Tragen Sie das Öl jedoch nicht unverdünnt auf, da es in zu konzentrierter Form zu Hautreizungen führen kann. Mischen Sie es für die direkte Anwendung auf der Haut immer mit einem Trägeröl wie Jojobaöl, Mandelöl, Kokosöl oder Olivenöl.

Anwendungstipps

Zum Aromatisieren von Tees und vielerlei Speisen geben Sie einfach einige Tropfen Zitronenöl hinzu. Experimentieren Sie ruhig ein wenig. Sie bekommen bald ein Gefühl dafür, wie Sie das Zitronenöl mit anderen Zutaten kombinieren können. Im praktischen Teil meines Buches finden Sie aber auch ganz konkrete Rezepte. Wichtig ist, dass Sie wirklich nur wenige Tropfen zum Aromatisieren verwenden, da die fruchtige Note der Zitrone sehr intensiv ist. Um den Vitamin-Gehalt des Zitronenöls nicht zu mindern, sollten Sie es auch niemals in zu heiße Getränke geben. Lassen Sie Ihren Tee daher bis auf etwa 50 Grad abkühlen, bevor Sie das Zitronenöl hinein träufeln.

Da Sie Zitronenöl nicht wie ein Medikament einfach pur auf einem Teelöffel einnehmen sollen, können Sie verschiedene Tricks anwenden, um dennoch auf unbedenkliche Weise in den Genuss der gesundheitsfördernden Eigenschaften zu kommen. Wie wäre es zum Beispiel, wenn Sie einige Tropfen des Öls einfach in Ihre Zahnpasta mischen? Vermengen Sie vor dem Putzen ein wenig Zahnpasta mit dem Öl auf einem Teller oder in einem Schälchen. Sie müssen keine Sorge haben, dass das Zitronenöl den Zahnschmelz angreift, da es im Gegensatz zur frischen Zitrone keine Säuren enthält. Mit der indirekten Einnahme des Zitronenöls über das Zähneputzen schlagen Sie gleich mehrere Fliegen mit einer Klappe. Die Zitrone macht nicht nur die Zähne besonders weiß, sondern tötet Viren und Bakterien in der Mundschleimhaut ab. Alternativ oder zusätzlich zur Vermischung des Zitronenöls mit der Zahnpasta, können Sie einige Tropfen des Öls in Ihr Mundwasser träufeln. Damit gehen Sie sicher, dass nicht nur das Zahnfleisch, sondern die komplette Mundschleimhaut desinfiziert und gepflegt wird.

Genauso können Sie mit Ihren Cremes, Massageölen und Salben vorgehen. Geben Sie einfach einige Tropfen Zitronenöl hinzu und erfreuen Sie sich an der Wirkung gegen Cellulite, Krampfadern, Bindegewebsschwäche oder Ekzeme. Je nach Beschaffenheit der Haut und Intensität der Hautprobleme werden Sie erst nach einer längeren Behandlungsdauer ein positives Ergebnis sehen. Cremes und Salben mit Zitronenöl sind auch bei Altersflecken, Pickeln, Herpes, Sommersprossen und Sonnenbrand sehr wirksam.

Auch konkret gegen Halsschmerzen, Schluckbeschwerden und Mandelentzündung können Sie das Zitronenöl effektiv einsetzen. Bereiten Sie sich eine Schüssel mit warmem Wasser, geben Sie einige Tropfen Zitronenöl hinein und tränken Sie eine Kompresse darin. Legen oder wickeln Sie die warme Kompresse, mit einem trockenen Handtuch darüber, um Brust und Hals und lassen Sie auf diese Weise das Zitronenöl für etwa 30 Minuten einwirken. Alternativ zum Halswickel können Sie sich eine Mischung zum Gurgeln zubereiten. Lösen Sie dafür einen Teelöffel Meersalz in einem Glas Wasser auf und fügen Sie einige Tropfen Zitronenöl hinzu. Gurgeln Sie mit dieser Mundspülung mehrmals täglich. Sie werden bald eine Linderung Ihrer Halsschmerzen verspüren.

Achtung: Nehmen Sie reines ätherisches Zitronenöl niemals unverdünnt ein. Sie können bis zu 5 Tropfen des Öls in einen abgekühlten Tee oder ein Glas Wasser träufeln. Bei dieser Dosierung können Sie mehrmals täglich das Zitronenöl mit Wasser oder Tee einnehmen. Für die Anwendung auf der Haut sollten Sie das Zitronenöl sparsam dosieren, damit es nicht zu Hautreizungen kommt. Beim Mischen mit einem Trägeröl sollte der Anteil an ätherischem Zitronenöl 2 Prozent nicht übersteigen.

PFEFFERMINZE

Ätherisches Pfefferminzöl wird aus den Blättern der Pfefferminze gewonnen. Jeder kennt die Wirkung der Pfefferminze gegen Spannungskopfschmerz. In Apotheken und Drogerien können Sie sich Pfefferminzöl für die äußere Anwendung auf den Schläfen und der Stirn kaufen. Aber auch Pfefferminztee ist bei Kopfschmerzen sehr wirksam. Neben der entspannenden Wirkung auf den Kopf hat Pfefferminze gleichzeitig einen angenehm anregenden Effekt und kann auf Dauer den morgendlichen Kaffee ersetzen, der in manchen Fällen sogar für eine chronische Migräne verantwortlich ist. Nachweislich besitzt Pfefferminzöl die gleiche Wirkung wie 1.000 Milligramm Paracetamol. Damit könnte es bei leichten bis mittelschweren Kopfschmerzen die Schmerztablette ersetzen und verhindern, dass leichte Kopfschmerzen zu starken Schmerzen ausarten. Bei Migräne können Pfefferminztee und Pfefferminzöl auch vorbeugend wirken.

Die wesentlichen Inhaltsstoffe des Pfefferminzöls sind:

- Menthol (ca. 45%)
- Cineol
- Menthon (ca. 20 %)
- Menthofuran
- Flavonoide
- Triterpene

Pfefferminzöl besitzt folgende Wirkungen:

- Minderung von Kopfschmerzen
- Förderung der Durchblutung
- Krampflösend
- Schleimlösend
- Entspannend und gleichzeitig belebend
- Erfrischend
- Steigerung der Konzentrationsfähigkeit

Anwendungstipps

Bevor ich zu den gesundheitlichen Anwendungen des Pfefferminzöls komme, möchte ich noch auf eine andere positive Wirkung eingehen. Das Pfefferminzöl hat nicht nur hervorragende gesundheitsfördernde Effekte, sondern kann ganz nebenbei auch Schädlinge wie Mäuse aus dem Haus vertreiben. Mäuse mögen den Geruch von Pfefferminze überhaupt nicht. Allerdings ist der Duft, den frische Pfefferminzblätter verströmen, nicht intensiv genug. Daher sollten Sie die Mäuse direkt mit dem ätherischen Pfefferminzöl abschrecken. Geben Sie dafür einige Tropfen des Öls auf mehrere Wattebäusche, die Sie überall dort verteilen, wo Mäuse eindringen können. Zu empfehlen sind Löcher und Ritzen, Behältnisse, in denen Lebensmittel lagern sowie der Bereich vor dem Kühlschrank und um die Mülleimer. Nach fünf bis sechs Tagen sollten Sie die Wattebäusche auswechseln. Den gleichen abschreckenden Effekt hat Pfefferminzöl übrigens auch auf Spinnen. Um sie aus dem Haus zu vertreiben oder am Eindringen zu hindern, füllen Sie eine Sprühflasche mit Wasser und mischen Sie 20 bis 25 Tropfen Pfefferminzöl hinzu. Besprühen Sie mit dem Gemisch alle Ecken, Nischen und Ritzen des Hauses, in denen Sie öfter Spinnennetze entdeckt haben. Besprühen Sie auch sämtliche Fenster und Eingänge, damit sich die Spinnen auch darüber keinen Zugang mehr verschaffen wollen.

Pfefferminzöl eignet sich nicht nur als schmerzlinderndes Mittel, sondern auch zum Aromatisieren von Speisen. Das ist eine gute Variante, um ganz nebenbei in den Genuss der gesundheitsfördernden Eigenschaften des Öls zu kommen. Eine bewährte Kombination ist Schokolade und Pfefferminze. Im Gegensatz zur frischen Pfefferminze benötigen Sie bei Verwendung des Pfefferminzöls nur wenige Tropfen, um das gewünschte Aroma zu erhalten. Verwenden Sie in Speisen immer zu 100 Prozent naturreines Pfefferminzöl. Synthetisches Öl ist zum Verzehr nicht geeignet. Im praktischen Teil meines Ratgebers finden Sie zahlreiche leckere Rezepte mit Pfefferminzöl.

Zur Anwendung bei Erkältung gießen Sie einen Liter heißes Wasser in eine Schüssel und geben 3 bis 5 Tropfen Pfefferminzöl hinzu. Beugen Sie sich nun über die Schüssel und legen Sie sich ein Handtuch über den Kopf, damit der Dampf nicht entweicht. Atmen Sie den Dampf mit geschlossenen Augen tief ein. Nach etwa zehn Atemzügen sollten Sie das Handtuch anheben, damit wieder Sauerstoff darunter gelangt. Dann ziehen Sie es sich wieder über den Kopf und inhalieren erneut den heißen Dampf des ätherischen Öls. Bereits nach einigen Minuten werden Sie freier durchatmen können.

Da Pfefferminze eine entkrampfende Wirkung besitzt, kann eine Tasse Pfefferminztee nicht nur bei Kopfschmerzen, sondern auch bei Magenbeschwerden helfen. Probieren Sie es einfach aus. Muskelkater und Verspannungen werden Sie am besten mit einer Salbe aus Pfefferminzöl los. Vermengen Sie 2 Tropfen des Öls mit einem Esslöffel eines Trägeröls Ihrer Wahl. Reiben Sie mit dieser Salbe die betroffene Stelle gut ein und waschen Sie sich danach gut die Hände, damit Sie nicht aus Versehen das Pfefferminzöl in die Augen bringen.

RÖMISCHE KAMILLE

Die Römische Kamille ist in ganz Europa verbreitet. Sie ist kleiner als die Echte Kamille und wächst nur etwa 10 bis 30 Zentimeter hoch. Sie zeichnet sich durch einen süßen, fruchtigen Duft aus. Die Blüten erinnern an die der Margerite, die Blätter sind fiederartig. Die Volksnamen der Römischen Kamille sind auch Gelbe

Kamille oder Badekamille. Aufgrund des hohen Anteils an Ester wirkt sie intensiv entkrampfend und entspannend.

Die wesentlichen Inhaltsstoffe der Römischen Kamille sind:

- Ester (bis zu 80 %)
- Cineole
- Ketone
- Aldehyde
- Monoterpene
- Sesquiterpene
- Bitterstoffe

Wegen des hohen Gehalts an Bitterstoffen hilft das Öl der Römischen Kamille sehr gut bei Verdauungsstörungen.

Folgende Wirkungen werden dem ätherischen Öl der Römischen Kamille zugeschrieben:

- Entkrampfend
- Entspannend
- Schmerzlindernd
- Beruhigend
- Ausgleichend
- Mindert Ängste
- Mindert Aggressionen
- Reduziert Stress
- Magenstärkend
- Mindert allergische Reaktionen

Anwendungstipps

Bei Schnupfen, Bronchitis und Entzündungen der Nasennebenhöhlen können Sie sich ein wohltuendes Kamillendampfbad bereiten. Geben sie dafür 3 bis 5 Tropfen Öl der Römischen Kamille in 2 Liter heißes Wasser. Legen Sie sich ein Handtuch über den Kopf und atmen Sie den heißen Dampf intensiv ein.

Für ein Entspannungsbad tröpfeln Sie 5 Tropfen Römische Kamille, 2 Tropfen Mandarinenschalenöl und 2 Tropfen Lavendelöl in etwas Sahne. Geben Sie die Mischung in Ihr Badewasser.

Ein muskelentspannendes Massageöl stellen Sie her, indem Sie 4 Tropfen Römische Kamille, 2 Tropfen Zedernholzöl und 2 Tropfen Mandarinenschalenöl in 50 ml Trägeröl geben und vermengen. Das Massageöl hat auch eine große Wirkung, wenn Sie nur das Öl der Römischen Kamille mit dem Trägeröl mischen.

Bei Nervosität hilft eine Raumbeduftung mit der Römischen Kamille. Besonders, wenn Ihre Kinder gerade aufgeregt und hypermotorisch sind, können einige Tropfen Römische Kamille in der Duftlampe für mehr Ausgeglichenheit sorgen.

Achtung: Da das Öl der Römischen Kamille besonders stark ist, sollten Sie es sparsam verwenden. In zu konzentrierter Form kann es Allergien auslösen.

SÜßER MAJORAN

Majoran ist überall in Europa zu finden und ist besonders als Gewürz bekannt. Das Majoranöl ist dagegen weniger populär. Dabei hat es zahlreiche gesundheitsfördernde Eigenschaften. Allein der Geruch des Öls wirkt beruhigend und ausgleichend. Er ist süßlich, krautig, würzig und pfeffrig.

Die hauptsächlichen Inhaltsstoffe des Majoranöls sind:

- Geraniol
- Linalool
- Origanol
- Pinen
- Terpene
- Eugenol
- Sabinen
- Limonen
- Aldehyde

Majoranöl hat folgende Wirkungen:

- Krampflösend
- Entspannend
- Antibakteriell
- Schmerzlindernd
- Entwässernd
- Wärmend
- Gefäßerweiternd
- Antifungal
- Blutdrucksenkend
- Verdauungsfördernd
- Antidepressiv

Anwendungstipps

Bei Schlaflosigkeit und nervöser Erschöpfung empfehle ich ein abendliches Bad mit Majoranöl. Geben Sie dafür 5 Tropfen Majoranöl, 2 Tropfen Orangenöl und

3 Tropfen Lavendelöl auf 10 ml Sesamöl. Oder bereiten Sie sich ein Körperöl aus 4 Tropfen Majoran, 2 Tropfen Lavendel und 2 Tropfen Geranie auf 2 EL Sesamöl. Wenn Sie außer Majoranöl keine anderen ätherischen Öle im Haus haben, können Sie auch nur das Majoranöl mit einem Trägeröl vermengen. Die Mischung mit den anderen Ölen unterstützt aber die positive Wirkung.

Bei Entzündungen im Mund- und Rachenraum hilft eine Gurgellösung aus 2 Tropfen Majoran, etwas Essig und 250 ml Wasser. Verrühren Sie die Mischung gut und gurgeln Sie mehrmals intensiv damit. Um Bauchkrämpfe und Verdauungsbeschwerden zu lösen, mischen Sie einfach etwas Majoranöl in Ihr Massageöl. Streichen Sie damit im Uhrzeigersinn sanft über Ihren Bauch. Mit einer regelmäßigen Massage am Unterleib zwei Tage vor der Regelblutung, können Sie auch Menstruationsschmerzen vorbeugen. Ebenso hilft die Majoran-Mischung bei Gelenkbeschwerden. Reiben Sie die entsprechenden Stellen einfach mehrmalig intensiv ein.

TEEBAUM

Das ätherische Teebaumöl wird aus dem australischen Teebaum gewonnen. Das ist ein immergrüner Strauch oder Baum, der zur Gruppe der Myrtengewächse gehört. Er kann bis zu sieben Meter hoch werden. Die Blätter sind nadelförmig und die kleinen, weißen Blüten in Ähren angeordnet. Entdeckt wurde das Gewächs vom britischen Weltumsegler James Cook am Ende des 18 Jahrhunderts. Da er aus den Blättern ein warmes Getränk zubereiten konnte, nannte er die Pflanze Teebaum. Cook beobachtete, wie die Aborigines das ätherische Öl aus den Blättern gewannen und es vor allem bei Wunden einsetzten. Die Einsatzmöglichkeiten des Teebaumöls sind so breit gefächert, dass es in keinem Haushalt fehlen sollte.

Die wesentlichen Inhaltsstoffe des Teebaumöls sind:

- Terpinen
- Cineol
- Pinen
- Phellandren
- Limonen
- Myrcen

Folgende Wirkungen des Teebaumöls sind bekannt:

- Antibakteriell
- Antiviral
- Antimykotisch
- Förderung der Wundheilung

- Mindert Stress und Angst
- Vertreibt Parasiten (Läuse, Milben, Zecken, Flöhe)
- Stärkt das Immunsystem
- Hilft gegen Erkältungen
- Stabilisiert die Psyche
- Stärkt das Selbstvertrauen
- Lindert Immunreaktionen nach Insektenstichen
- Wirkt gegen Hautentzündungen (Akne, Furunkel, Warzen, Pickel)
- Tötet Herpesviren ab
- Desinfiziert

Anwendungstipps

Generell sollten Sie ätherische Öle immer mit einem hautfreundlichen Trägeröl vermischen, um Hautirritationen, Allergien und Überempfindlichkeiten zu vermeiden. Als Trägeröle eignen sich Mandelöl, Kokosöl oder Kakaobutter. Kokosöl an sich besitzt bereits eine desinfizierende Wirkung und unterstützt somit hervorragend den Effekt des Teebaumöls.

Bei Pickeln, Insektenstichen, kleinen Wunden und Hautentzündungen können Sie Teebaumöl jedoch auch unverdünnt auftragen. Träufeln Sie dafür 1 bis 2 Tropfen des Öls auf ein Wattestäbchen und tupfen Sie die betroffene Hautregion vorsichtig damit ab. Zusätzlich können Sie das Teebaumöl zur Gesichtsreinigung nutzen, um unreiner Haut auch zukünftig entgegenzuwirken. Befeuchten Sie ein Wattepad mit Wasser und geben Sie 1 bis 2 Tropfen Teebaumöl darauf. Wischen Sie Ihr Gesicht mit dem Wattepad ab. Die Augenpartie sparen Sie großzügig aus, damit nichts von dem Öl in die Augen gelangt. Wenn Sie Teebaumöl unverdünnt auftragen, sollten Sie niemals große Hautbereiche damit einreiben, sondern immer nur klar eingegrenzte Regionen. Sobald die Haut an der entsprechenden Stelle verheilt ist, sollten Sie die Behandlung mit Teebaumöl einstellen.

Teebaumöl eignet sich auch hervorragend als Badezusatz bei unreiner Haut, bei wunden oder müden Füßen, bei Fußpilz oder zum Stressabbau nach einem anstrengenden Tag. Sie stellen eine Bademischung her, indem Sie etwa 10 Tropfen Teebaumöl mit etwa 30 ml Sahne vermengen.

Zur Stimmungsaufhellung oder zum Schutz vor Infekten, können Sie Teebaumöl gerade in der kalten Jahreszeit immer wieder zur Aromatherapie in Duftlampen oder Verneblern verwenden. Im Frühling und Sommer können Sie mit dem Duft Insekten und Schädlinge vertreiben.

Doch nicht nur für Psyche und Körper ist Teebaumöl ein wirksames Allroundmittel. Wenn Ihre Wäsche besonders hygienisch sein soll, geben Sie einfach pro Waschgang etwa 20 Tropfen Teebaumöl zum Waschmittel. Mit Teebaumöl können Sie auch effektiv Schimmelpilzen zu Leibe rücken. Stellen Sie ein spezielles Putzwasser her, indem Sie 20 Tropfen Öl in 5 Liter Wasser geben und noch 2 EL Speisenatron hinzufügen. Sie können den Schimmel allerdings nur entfernen, wenn die Ursache nicht im Wandinneren liegt. Wenn Sie Wände neu streichen, können Sie durch Zugabe einiger Tropfen Teebaumöl in die Wandfarbe einer zukünftigen Schimmelbildung vorbeugen.

TRÄGERÖLE

Wie Sie bereits wissen, benötigen Sie Trägeröle, wenn Sie ätherische Öle verdünnen oder Mischungen aus ätherischen Ölen herstellen wollen. Die Trägeröle besitzen selbst auch heilende Eigenschaften. Je nachdem, wofür Sie ein ätherisches Öl anwenden wollen, ist es daher sinnvoll, sich auch mit den verschiedenen Trägerölen und ihren Wirkungen zu befassen. Das passende Trägeröl kann ein ätherisches Öl in seiner spezifischen Wirkkraft stark unterstützen.

APRIKOSENÖL

Aprikosenöl wird nicht aus der Frucht, sondern aus dem Kern der Aprikose gewonnen. Der Kern enthält viel Linol- und Ölsäure, die zu den ungesättigten Fettsäuren gehören. Da unser Körper diese ungesättigten Fettsäuren nicht selbst herstellen kann, ist es sinnvoll, sie ihm von außen zuzuführen. Die Inhaltsstoffe des Aprikosenöls haben eine krebshemmende Wirkung, da sie freie Radikale abwehren. Freie Radikale zerstören die Hautzellen und führen zu frühzeitiger Hautalterung in Form von trockener und fleckiger Haut.

Aprikosenöl ist eines der stärksten Antioxidantien gegen freie Radikale, da es besonders viel Vitamin A und E enthält. Es sorgt dafür, dass die Haut jung und frisch bleibt und wird nicht umsonst auch „Elixier der Jugend“ genannt.

Aprikosenöl eignet sich wunderbar als Trägeröl für die Anwendung ätherischer Öle, weil es leicht von der Haut aufgenommen wird und sich gut mit anderen Ölen mischen lässt. Es stiehlt den ätherischen Ölen gleichzeitig nicht die Show, sondern hält sich dezent im Hintergrund. Mischen Sie das Aprikosenöl bevorzugt mit allen ätherischen Ölen, die Sie speziell bei Akne, Pickel, Ekzemen, Sonnenbrand, Schwellungen oder Juckreiz einsetzen.

AVOCADOÖL

Das Avocadoöl wird aus dem Fruchtfleisch der Avocado hergestellt. Es besitzt große Mengen an Vitamin A, B1, B2, D und E sowie an Aminosäuren, Sterinen, Pantothensäuren, Lecithin und anderen essentiellen Fettsäuren. Es ist besonders für empfindliche und spröde Haut geeignet. Das Öl zieht schnell ein und kann leicht auf der Haut verteilt werden. Sie können es als Trägeröl für sämtliche Salben oder Cremes mit ätherischen Ölen verwenden, da es kaum allergische Reaktionen auslöst. Besonders bei Neurodermitis, Psoriasis und ähnlichen Hautkrankheiten können Sie es mit den entsprechend wirksamen ätherischen Ölen mischen. Avocadoöl ist allgemein bei empfindlicher und unreiner Haut sowie bei Hautirritationen zu empfehlen.

JOHANNISKRAUTÖL

Das aus dem Johanniskraut gewonnene Öl wird wegen seiner intensiven roten Farbe auch Rotöl genannt. Sie können es zur Wundheilung sowie gegen Sonnenbrand, Hautirritationen und Hautentzündungen sehr wirksam einsetzen. Auch bei sensibler Haut müssen Sie keine Bedenken haben. Allerdings macht es die Haut direkt nach der Behandlung empfindlich gegenüber Sonnenlicht. Meiden Sie daher unbedingt nach dem Einreiben die Sonne.

JOJOBAÖL

Jojobaöl ist ein kostbares Pflege- und Massageöl. Im eigentlichen Sinn ist es jedoch gar kein Öl, sondern flüssiges Wachs. Es wird daher nicht ranzig wie Öl und hält zwei bis drei Jahre. Jojobaöl wird aus den Früchten des Jojobastrauches gewonnen und ist besonders reich an den Vitaminen A, E und F. Es schützt vor UV-Strahlen und hält die Haut weich und geschmeidig. Dabei klebt es aber nicht, weshalb Sie es auch zur Pflege der Haare verwenden können. Jojobaöl zieht sehr gut in die Haut ein. Es fettet nicht und reguliert den Feuchtigkeitshaushalt. Als Trägeröl für ätherische Öle ist es zur Schönheitspflege für alle Hauttypen geeignet.

KOKOSÖL

Kokosöl besitzt keinen Eigengeruch und ist lange haltbar. Darüber hinaus ist es in allen ätherischen Ölen komplett löslich. Es wirkt heilend bei vielen Hauterkrankungen. Dabei fettet es die Haut nicht und hinterlässt keine Rückstände. Ölmischungen mit Kokosöl machen Ihre Haut samtig weich und sind besonders für trockene Hauttypen und problematische Haut zu empfehlen.

MANDELÖL

Mandelöl wird aus den Samen der Mandeln gewonnen und ist reich an Eiweißen, Enzymen, Mineralsalzen, Spurenelementen und den Vitaminen A, B und E. Aufgrund seiner sanft pflegenden Eigenschaften ist es eines der am häufigsten genutzten Trägeröle und besonders für trockene und spröde Haut geeignet. Es nährt, pflegt, beruhigt und regeneriert die Haut. Da es für alle Hauttypen zu empfehlen ist, gilt es als das klassische Basisöl für die Massage. Das milde, feine und leichte Öl wird auch gern in der Babypflege verwendet.

NACHTKERZENÖL

Das Nachtkerzenöl wird aus dem Samen der gelben Blüten der Nachtkerze hergestellt. Da es recht teuer ist, sollten Sie es sparsam nur für die Gesichtspflege einsetzen. Verwenden Sie Nachtkerzenöl besonders bei empfindlicher und trockener Haut. Sie werden spüren, dass es Ihre Haut beruhigt und die natürliche Schutzbarriere stärkt. Da das Nachtkerzenöl entzündungshemmend wirkt, lässt es Hautunreinheiten wie Akne rasch abklingen und hat sich auch bei der Behandlung von Neurodermitis bewährt. Nachtkerzenöl eignet sich in Kombination mit ätherischen Ölen hervorragend, um pflegende Gesichtsmasken mit Quark, Eigelb, Avocado, Joghurt oder Honig herzustellen. Da es schnell ranzig werden kann, sollten Sie Nachtkerzenöl unbedingt kühl aufbewahren.

OLIVENÖL

Olivenöl wird durch das Auspressen der Oliven gewonnen. Die beste Qualität besitzt das kaltgepresste Öl. Olivenöl regeneriert und pflegt die Haut und besteht zu 85 Prozent aus essentiellen Fettsäuren, an denen es trockener Haut oft mangelt. Speziell die enthaltene Linolsäure ist für den Aufbau der natürlichen Schutzbarriere der Haut notwendig. Diese Barriere bewahrt die Haut vor dem Austrocknen. Da Olivenöl darüber hinaus eine streichzarte Konsistenz besitzt, ist es rundum als Trägeröl für Mischungen mit ätherischen Ölen geeignet.

RINGELBLUMENÖL

Ringelblumenöl wird aus den Blüten der Ringelblume, auch Calendula genannt, gewonnen. Die Ringelblume ist eine traditionelle Heilpflanze und besitzt wundheilende sowie entzündungshemmende Eigenschaften. Damit wird sie nicht nur zur Schönheitspflege für Haut und Haar, sondern bei kleinen Wunden und gegen Viren, Bakterien und Pilze eingesetzt. Alle Mischungen mit ätherischem Öl gegen Haut- und Schleimhautentzündungen, Wunden, Ekzemen und raue Haut sind besonders wirksam, wenn Sie Ringelblumenöl als Trägeröl verwenden.

SESAMÖL

Sesamöl wird durch Kaltpressung aus den Samen der Sesampflanze gewonnen. In der ayurvedischen Medizin ist es ein wichtiges Heilmittel, das entgiftet und wärmt. Das Sesamöl besitzt einen hohen Anteil an essentiellen Fettsäuren, darunter bis zu 48 Prozent Linolsäure, sowie den Wirkstoff Sesamol. Dieser Stoff ist antioxidativ und absorbiert UV-Strahlung, weshalb das Sesamöl auch gut vor der Sonne schützt. Allgemein können Sie das bis zu zwei Jahre haltbare Öl bei Hautproblemen, rheumatischen Beschwerden und Durchblutungsstörungen verwenden.

WEIZENKEIMÖL

Die Gewinnung dieses Öls erfolgt durch Pressung frischer Weizenkeimlinge. Während andere Trägeröle fast geruchlos sind, ist der Geruch des Weizenkeimöls etwas streng. Es besitzt einen hohen Gehalt an Vitamin A, E und D sowie an Lezithin und Enzymen. Mit etwa 50 Prozent ist es eines der Trägeröle mit dem höchsten Linolsäure-Anteil. Die Wirkung des Öls auf die Haut ist aufbauend und regenerierend. Insgesamt verlangsamt es die Hautalterung und unterstützt darüber hinaus die Funktion von Muskeln und Drüsen. Verwenden Sie Weizenkeimöl als Trageröl bei Hauterkrankungen wie Psoriasis und Ekzemen sowie bei zu Trockenheit neigender Haut. Ein weiterer Vorteil des Weizenkeimöls sind seine konservierenden Eigenschaften. Ihre Mischungen aus ätherischen Ölen sind damit recht lange haltbar.

WILDROSENÖL

Es ist die Wildrosenart Rosa mosqueta, aus der das wertvolle Wildrosenöl gewonnen wird. Das Öl besitzt eine sehr hohe Konzentration an mehrfach ungesättigten Fettsäuren wie etwa Linolsäure, die mit 40 bis 50 Prozent vertreten ist. Die ebenso wertvolle Linolensäure ist zu etwa 30 Prozent enthalten. Wildrosenöl regt die Zellerneuerung an, glättet und nährt die Haut und pflegt trockene, rissige und reife Haut. Sie können mit Wildrosenöl Narben und Verbrennungen nachbehandeln und Schwangerschaftsstreifen reduzieren oder ganz in den Griff bekommen. Auch Hauterkrankungen wie Neurodermitis und Psoriasis können Sie effektiv vermindern. Da es der Faltenbildung vorbeugt und nicht fettet, ist Wildrosenöl ideal für die Gesichtspflege geeignet.

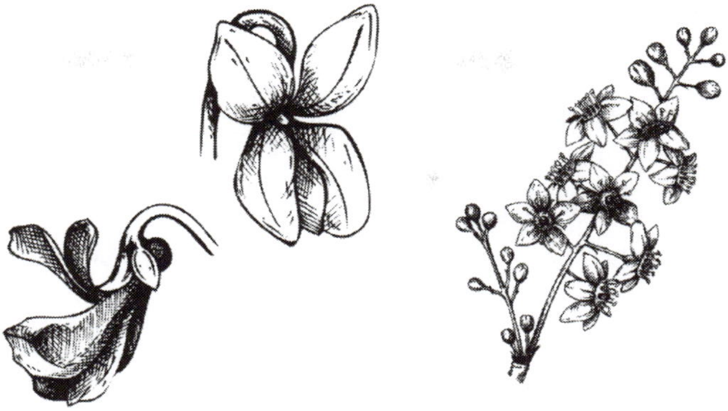

GEZIELTE ANWENDUNG VON MISCHUNGEN UND EINZELÖLEN

Wenn Sie Einsteiger auf dem Gebiet der ätherischen Öle sind, kann es sich anfangs wie eine enorme Herausforderung anfühlen, die Vielzahl der Öle selbst zu mischen. So viele verschiedene Düfte, so viele unterschiedliche Wirkungen. Daher bieten die Hersteller ätherischer Öle auch fertige Mischungen an. Schließlich sind sie Experten auf dem Gebiet und wissen genau, welche Öle in welchem Verhältnis gemischt werden müssen, um die optimale gesundheitliche Wirkung zu erzielen. Von Stress Away gegen Stress und die körperlichen Folgen, bis Pain Away bei blauen Flecken und anderen akuten

Schmerzen, finden Sie eine breite Palette an effektiven Mischungen für verschiedene Lebenslagen und Beschwerden. Mit der Zeit bekommen Sie vielleicht selbst ein Gefühl, welche Öle Ihnen besonders gut tun und mischen diese ganz individuell. In diesem Kapitel stelle ich Ihnen neben einzelnen Ölen für bestimmte Beschwerdebilder und Lebenslagen auch immer wieder Mischungen vor, die Sie selbst herstellen oder fertig kaufen können.

Ich empfehle Ihnen, die ätherischen Öle zunächst einzeln anzuwenden und ihren Duft und ihre Wirkung kennenzulernen. Jedes Öl für sich besitzt bereits ein breites Wirkungsspektrum. Da die Öle konzentrierte Pflanzenessenzen sind, haben sie alle einen antiviralen, antibakteriellen, entzündungshemmenden und allgemein gesundheitsfördernden Effekt. Sobald Sie mit den einzelnen Ölen vertraut sind, können Sie anfangen, zwei, drei und schließlich vier oder fünf Öle miteinander zu kombinieren. Ich setze beim Vorstellen der einzelnen Öle und Mischungen den Schwerpunkt auf die Stärkung des Immunsystems, Gewichtsreduktion und die Regulation des Hormonhaushaltes. Doch vorab möchte ich kurz auf die grundlegenden Regeln für das Selbstmischen ätherischer Öle eingehen.

Die wichtigsten Regeln beim Mischen ätherischer Öle

Wie Sie aus den vorangegangenen Kapiteln bereits wissen, sind ätherische Öle nicht wasserlöslich. Daher müssen Sie bei der Herstellung eines Sprays aus Wasser und ätherischem Öl, die Sprühflasche gut schütteln, damit sich das Öl mit dem Wasser vermengt. Für die Kreation von Bademischungen und Hautölen benötigen Sie einen Emulgator, mit dem sich die ätherischen Öle verbinden können.

Beim individuellen Mischen von ätherischen Ölen müssen Sie sich zunächst die Frage stellen: Möchte ich einfach eine Wohlfühl-Duft-Kreation oder eine „therapeutische“ Mischung zur gezielten Anwendung bei Beschwerden herstellen? Bei der Komposition von Duftmischungen sind Sie recht frei und können die ätherischen Öle nach individuellen Vorlieben kombinieren. Natürlich gehen Aromatherapeuten und Parfümhersteller beim Mischen von Düften nach ganz bestimmten Regeln vor. Um beim Kombinieren von Düften ein wenig System hineinzubringen, können Sie die Düfte in verschiedene Duftrichtungen einteilen.

Es gibt folgende Duftnoten:

- Blumig: Rose, Rosengeranie, Jasmin, Ylang Ylang, Palmarosa, Lavendel, Neroli
- Würzig: Ingwer, Kardamon, schwarzer Pfeffer, Koriander, Zimtrinde, Nelkenknospe

- Krautig: Pfefferminze, Thymian, Oregano, Salbei, Muskatellersalbei, Rosmarin
- Erdig: Patchouli, Vetiver
- Zitrusartig: Zitrone, Orange, Grapefruit, Mandarine, Bergamotte, Limette
- Frisch: Pfefferminze, Eukalyptus, Kampfer
- Holzig: Zedernholz, Zypresse, Sandelholz, Wacholder, Amyris
- Balsamisch: Weihrauch, Vanille, Tonkabohne, Benzoe
- Nadelduft: Kiefer, Fichte, Weißtanne, Wacholder

Zitrusdüfte können Sie mit allen anderen Düften gut kombinieren. Wenn Sie Zitrusöle mit blumigen Düften mischen, erhalten Sie eine harmonisierende und stimmungsaufhellende Wirkung.

Blumige Düfte in Verbindung mit erdigen oder holzigen Düften beruhigen und harmonisieren.

Zitrusdüfte mit Nadeldüften gemischt wirken erfrischend, stimmungsaufhellend, konzentrationsfördernd, immunstimulierend und desinfizieren die Raumluft.

KÖRPERLICHE UND PSYCHISCHE ANWENDUNGEN MIT REZEPTEN

Wie Sie bereits in den vorangegangenen Kapiteln erfahren haben, besitzen ätherische Öle ein breites Wirkungsspektrum auf mentaler, emotionaler und körperlicher Ebene. Der nun folgende praktische Teil meines Buches gibt Ihnen Tipps zur konkreten Anwendung von Einzelölen und Mischungen, um gezielt Beschwerden zu lindern oder einen bestimmten gesundheitlichen Effekt zu erhalten.

HORMONHAUSHALT

Ein gestörter Hormonhaushalt kann viele Beschwerden nach sich ziehen. Besonders bei Frauen können die Hormone öfter aus dem Gleichgewicht geraten durch den monatlichen Zyklus, Schwangerschaft, Stillzeit, Empfängnisverhütung und die Wechseljahre. Aber auch der Lebensstil hat Einfluss auf die Hormone. Stress, zu wenig Schlaf, zu viel Zucker und die Aufnahme raffinierter Lebensmittel bringen den Hormonhaushalt und weitere Vorgänge des Körpers gehörig durcheinander. Was liegt da näher, als die geballte Kraft der Natur in Form von konzentrierten Pflanzenessenzen zu nutzen. Ätherische Öle sind so kleinmolekular, dass sie über die Haut oder durch das Einatmen in den Blutkreislauf gelangen und ihre Wirkung im gesamten Körper an den richtigen

Stellen entfalten können. Besonders sieben ätherische Öle haben sich bei hormonellem Ungleichgewicht bewährt:

- Lavendelöl
- Sandelholzöl
- Zitronenöl
- Zitronengrasöl
- Basilikumöl
- Clarysageöl
- Thymianöl

Rezepte für einen ausgeglichenen Hormonhaushalt

Sie können die oben genannten Öle regelmäßig in Ihren Diffuser geben oder mit einem Trägeröl auf die Haut auftragen. Es gibt auch Rollerball-Fläschchen zu kaufen, mit denen Sie das entsprechende Öl ohne Mischung mit einem Trägeröl direkt auf eine Körperstelle aufbringen.

Vorsicht: Da Thymianöl zu den heißen Ölen gehört, dürfen Sie es nicht direkt unverdünnt auf die Haut reiben. Das kann zu Hautreizungen und leichten Verbrennungen führen! Allgemein sollten Sie jedes Öl, das Sie auf die Haut bringen wollen, zunächst in geringer Menge an der Fußsohle testen.

Sie können die oben gelisteten Öle sehr effektiv einzeln mit einem Trägeröl mischen und auf die Fußsohlen, die Pulsregion oder den Unterbauch reiben. Für den Ausgleich des Hormonhaushaltes ist es egal, auf welche Körperregion Sie das Öl massieren.

Wenn Sie zwei der oben genannten Öle miteinander kombinieren wollen, stellen Sie folgende Mischungen her:

Füllen Sie eine kleine Tasse mit Bittersalz, träufeln 2 bis 3 Tropfen Clarysageöl sowie 4 bis 5 Tropfen Lavendelöl darauf und vermengen das Ganze. Geben Sie die Salz-Ölmischung in ein warmes Bad. Das wird die Symptome des PMS (prämenstruelles Syndrom) lindern. PMS ist der medizinische Fachbegriff für die körperlichen und emotionalen Beschwerden, die einige Tage, oder sogar bis zu vierzehn Tage, vor der Regelblutung auftreten können und mit Beginn der Regel nachlassen. Speziell auf das prämenstruelle Syndrom werde ich im nächsten Kapitel näher eingehen.

Um allgemein den Hormonhaushalt im Lot zu halten, wenden Sie folgende Mischungen an:

Vernebeln Sie 4 bis 5 Tropfen Clarysageöl und 4 bis 5 Tropfen Lavendelöl in einem Diffuser. Wenn Sie sich hormonbedingt erschöpft und müde fühlen, hilft eine Mischung aus Kokosöl (Trägeröl) und einigen Tropfen Basilikumöl, die Sie direkt auf die Nebennieren reiben.

PRÄMENSTRUELLES SYNDROM (PMS)

Die psychischen und körperlichen Veränderungen einige Tage vor der Periode kennt fast jede Frau. Die Symptome beginnen etwa vier bis vierzehn Tage vor der Menstruation und enden mit Einsetzen der Blutung. Die Beschwerden sind nicht bei jeder Frau gleich. Vielleicht haben Sie eher mit Blähbauch, Reizbarkeit und Kopfschmerzen zu kämpfen. Bei anderen Frauen ist dagegen eine schmerzhafte Spannung in der Brust oder sogar depressive Verstimmungen zu spüren. Die Ursachen für all diese Symptome sind ein hormonelles Ungleichgewicht, Veränderungen im Mineralstoff- und Elektrolythaushalt und psychische Aspekte wie Stress, Schlafmangel und Überlastung. Ätherische Öle sind natürlich nicht das Allheilmittel. Zunächst sollten Sie auf Ihren Vitamin-D-Spiegel schauen. In unseren sonnenarmen Herbst- und Wintermonaten ist die Substitution von Vitamin D eine wichtige Gesundheitsprävention. Darüber hinaus haben die meisten Menschen einen Magnesiummangel. Psychische und körperliche Symptome haben immer komplexe Ursachen und der Einsatz von ätherischen Ölen ist nur eine zusätzliche Methode, unser System wieder ins Gleichgewicht zu bringen. Bei ausreichender Zufuhr von Vitaminen und Mineralien, regelmäßigem Sport an der frischen Luft und genügend Schlaf, können ätherische Öle das entscheidende I-Tüpfelchen sein und ein echtes Aha-Erlebnis mit sich bringen.

Bei einem emotionalen Ungleichgewicht, wirken folgende ätherische Öle stimmungsaufhellend und ausgleichend:

- Bergamotte
- Grapefruit
- Rose
- Kamille
- Melisse
- Muskatellersalbei
- Mimose
- Orange
- Zitrone

Rezepte bei PMS-Beschwerden

Für eine Raumbeduftung bei depressiver Verstimmung und Niedergeschlagenheit geben Sie 3 Tropfen Bergamotte und 4 Tropfen Mimose in Ihren Diffuser. Eine weitere sehr effektive Duftmischung für gute Laune sind Zitrone und Orange. Träufeln Sie 3 Tropfen Zitrone und 2 Tropfen Orange in den

Diffuser, atmen Sie die Mischung entspannt ein und erleben Sie, wie sich nach kurzer Zeit tatsächlich die Stimmung hebt.

Alternativ können Sie ein ausgleichendes Vollbad nehmen, indem Sie 3 Tropfen Rose, 3 Tropfen Geranium und 2 Tropfen Jasmin mit einem halben Becher Sahne vermischen und in Ihr Badewasser geben.

Gegen Krämpfe helfen Ihnen folgende Öle:

- Lavendel
- Kamille
- Jasmin
- Schafgarbe
- Muskatellersalbei

Lavendel ist das Akutöl schlechthin bei krampfartigen Schmerzen. Sie können das ÖL des Echten Lavendel (Lavandula angustifolia) bedenkenlos direkt auf die Haut geben. Bei Unterleibsschmerzen reiben Sie ein paar Tropfen Lavendelöl pur oder mit einem Trägeröl gemischt mit sanftem Kreisen auf die schmerzende Stelle. Atmen Sie dabei tief und ruhig in den Bauch hinein.

Bei Kopfschmerzen massieren Sie Ihre Schläfen mit ein wenig verdünntem Pfefferminzöl ein. Sie können auch eine spezielle Massagemischung herstellen. Dafür vermengen Sie 10 ml Mandelöl mit 3 Tropfen Pfefferminze, 1 Tropfen Neroli und 2 Tropfen Zitrone. Massieren Sie damit Schläfen, Stirn und Nacken.

Die Anwendung der ätherischen Öle bei PMS sollten Sie mit folgenden Maßnahmen unterstützen:

- Reduzieren Sie Kaffee und Alkohol
- Reduzieren Sie Zucker
- Essen Sie vermehrt Frischkost
- Vermindern Sie Stress

FRUCHTBARKEIT

Bei unerfülltem Kinderwunsch unterziehen sich viele Frauen zu schnell einer Hormontherapie. Diese hat jedoch einige Nebenwirkungen. Versuchen Sie es daher zunächst mit der sanften Kraft der Natur. Es gibt verschiedene Ursachen für einen unerfüllten Kinderwunsch. Bereits kleine Schwankungen im Hormonhaushalt können eine Schwangerschaft erschweren. Wie können ätherische Öle die Hormone nun wieder ins Gleichgewicht bringen? Über den Riechnerv gelangen ätherische Öle ins limbische System unseres Gehirns. Das limbische System hat eine direkte Verbindung zum Hypothalamus, der unsere Gefühle und Emotionen sowie alle Abläufe des vegetativen Nervensystems steuert. Dazu zählen die Atmung, der Kreislauf, die Verdauung und die Regulierung unserer Temperatur. Im Hypothalamus befindet sich darüber hinaus die Kommandozentrale unserer Hormone. Das erklärt, warum ätherische Öle eine so große Wirkung auf unseren Hormonhaushalt haben.

Folgende 5 ätherische Öle können die Fruchtbarkeit steigern:

- Muskatellersalbei
- Mönchspfefferöl
- Ylang Ylang
- Geranie
- Sandelholz

Rezepte zur Steigerung der Fruchtbarkeit

Muskatellersalbei

Muskatellersalbei hebt sowohl den Östrogenspiegel als auch den Progesteronspiegel an und ist somit optimal zur Steigerung der Fruchtbarkeit geeignet. Massieren Sie den Unterbauch in den ersten 14 Zyklustagen zwei Mal täglich mit einer Mischung aus 1 Tl Nachtkerzenöl und 5 Tropfen Muskatellersalbeiöl. Wählen Sie bewusst das Nachtkerzenöl als Trägeröl, da es ebenfalls eine harmonisierende Wirkung auf den Hormonhaushalt hat.

Mönchspfefferöl

Das Mönchspfefferöl wirkt ähnlich wie das weibliche Sexualhormon Progesteron, das in der zweiten Zyklushälfte vermehrt im Körper gebildet wird. Ein Mangel an Progesteron ist die häufigste Ursache für unerfüllten Kinderwunsch. Daher kann das Mönchspfefferöl große Erfolge erzielen.

Massieren Sie vom 15. Zyklustag an den Unterbauch zwei Mal täglich mit einer Mischung aus 1 TL Mandelöl und 2 Tropfen Mönchspfefferöl.

Ylang Ylang

Ylang Ylang wirkt entspannend und aphrodisierend. Es stärkt den Sexualtrieb, ist ausgleichend, harmonisierend und zentrierend. Sie sollten es immer dort einsetzen, wo etwas aus dem Gleichgewicht geraten ist. Geben Sie 1 bis 2 Tropfen Ylang Ylang-Öl zu einer der oben genannten Mischungen hinzu.

Geranie

Der Storchenschnabel ist eine altbewährte Pflanze bei Fruchtbarkeitsstörungen und wurde bereits von Hildegard von Bingen häufig eingesetzt. Harmonisiert die weiblichen und männlichen Hormone, stimmungsaufhellend und angstlösend.

Zur Stärkung der Fruchtbarkeit geben Sie 1 Tropfen Geranie in ein wenig Trägeröl beziehungsweise zur oben genannten Mischung mit Muskatellersalbei oder Mönchspfeffer hinzu. Sie können abwechselnd statt Geranie auch Ylang Ylang in Ihre Mischung geben.

Sandelholz

Stimmungsaufhellend, beruhigend und aphrodisierend - das Sandelholz enthält einen Stoff, der dem männlichen Testosteron ähnelt. Daher ist das Sandelholzöl zur Anwendung für den Mann geeignet. Das Öl kann die Qualität der Spermien erheblich verbessern. Dafür sollte eine Mischung aus 1 Tl Mandelöl, 1 Tropfen Sandelholzöl und 1 Tropfen Geranienöl zwei Mal täglich auf den Unterbauch und die Innenseite der Handgelenke massiert werden.

Achtung: Bei eingetretener Schwangerschaft und während der Stillzeit sollten Sie ätherische Öle, die den Hormonhaushalt beeinflussen, nicht mehr anwenden. Vor allem nicht das Muskatellersalbeiöl und das Mönchspfefferöl. Geranie und Ylang Ylang hingegen können Sie auch während der Schwangerschaft und Stillzeit im Diffuser vernebeln. Jedoch sollten Sie es nicht jeden Tag verwenden.

PERIMENOPAUSE

Die Perimenopause tritt 4 bis 10 Jahre vor der Menopause, also der letzten Monatsblutung, ein. Bei den meisten Frauen beginnt die Perimenopause mit Anfang oder Mitte Vierzig. In dieser Zeit bekommen die Frauen ihre Regelblutung zwar noch, jedoch kann sie gegen Beginn der Menopause unregelmäßiger werden.

In der Perimenopause kann es bereits zu Symptomen kommen, die eigentlich erst den Wechseljahren zugeschrieben werden. Wenn Sie öfter unter Stimmungsschwankungen, Kopfschmerzen, Schlaflosigkeit oder Hitzewallungen leiden oder die Libido abzunehmen scheint, könnte Ihr Körper damit bereits auf die bevorstehenden Wechseljahre reagieren. Lavendel ist in diesem Fall das Öl der Wahl, das die psychisch-emotionale Ebene wieder ins Gleichgewicht bringen kann. Es hat eine beruhigende Wirkung ohne schläfrig zu machen. Es kann sogar im Gegenteil durch die Harmonisierung des Geistes und des Körpers hellwach und klar machen. Darüber hinaus reduziert es Ängste und ermöglicht wieder einen guten Schlaf. Verwenden Sie das Lavendelöl daher öfter in Ihrem Diffuser oder tragen Sie ein wenig davon auf die Haut auf. Wenn Sie sich zusätzlich gesund ernähren und regelmäßig Sport treiben, kann die Aromatherapie mit Lavendel den Symptomen der Perimenopause effektiv entgegenwirken. Mehr Öle und Mischungen, die ideal bei Beschwerden in der Perimenopause helfen, stelle ich im nächsten Kapitel vor, das sich um die Wechseljahre dreht.

WECHSELJAHRE

Die Wechseljahre sind die Phase kurz vor der Menopause, die für die letzte Monatsblutung steht. Diese Phase ist mit starken hormonellen und körperlichen Veränderungen verbunden. Diese können auch die Psyche beeinflussen, was sich in Stimmungsschwankungen, Schlaflosigkeit und Gereiztheit zeigt. Die Symptome der Wechseljahre sind in etwas verstärkter Form die gleichen, die ich bereits für die Perimenopause genannt habe. Daher sind die ätherischen Öle, die ich Ihnen nun vorstelle, sowohl für die Perimenopause als auch die Wechseljahre (beziehungsweise Menopause) geeignet.

Mit folgenden Ölen können Sie Ihre Wechseljahresbeschwerden mindern:

- Lavendel
- Pfefferminze
- Kamille
- Thymian
- Muskatellersalbei
- Rose
- Geranium
- Mönchspfeffer

Auf die Wirkungen des Lavendel bin ich bereits im Kapitel zur Perimenopause eingegangen.

Rezepte gegen Wechseljahresbeschwerden

Pfefferminze

Das Inhalieren von Pfefferminzöl hilft gut bei Hitzewallungen. Es reicht, wenn Sie zwei Tropfen auf ein Tuch geben, es sich an die Nase halten und kräftig einatmen. Sie können aber auch öfter über den Diffuser Ihren Raum mit Pfefferminze beduften. Bei Kopfschmerzen und Migräne tragen Sie ein wenig von dem Öl auf Ihre Schläfen auf.

Kamille

Die Kamille hat genau wie der Lavendel beruhigende und entzündungshemmende Eigenschaften. Es lindert Stress, Unruhe und Angst und hebt die Stimmung. Kamille und Lavendel helfen abends auch sehr gut beim Einschlafen. Sie können sowohl einige Tropfen in Ihren Diffuser geben, als auch eine Tasse Kamillentee vor dem Zubettgehen trinken.

Thymian

Thymian steigert die Produktion von Progesteron. Dadurch kann der Hormonhaushalt wieder ins Gleichgewicht kommen. Als Folge treten weniger Hitzewallungen auf und Sie können wieder besser schlafen. Sie erzielen diese Wirkungen bereits, wenn Sie Thymian inhalieren.

Muskatellersalbei

Muskatellersalbei ist eine besondere Salbeiart, die viele wertvolle Inhaltsstoffe besitzt, die den Beschwerden der Wechseljahre entgegenwirken. Zu den hauptsächlichen Wirkstoffen gehören die Ester. Durch diese chemischen Verbindungen ist der Muskatellersalbeiöl hautfreundlich und mindert emotionale und körperliche Disharmonien. Einige Stoffe im Muskatellersalbei ähneln den Hormonen, die in den Wechseljahren häufig aus dem Gleichgewicht geraten. Muskatellersalbei kann daher eine künstliche Hormontherapie ersetzen, die in der Regel mit Nebenwirkungen einhergeht. Verwenden Sie Muskatellersalbei bei:

- Krämpfen
- Kopfschmerzen
- Depressiven Verstimmungen
- Nachlassender Libido
- Reizbarkeit
- Hitzewallungen
- Schlafproblemen
- Entzündungen

Die Wirkung des Muskatellersalbei wird durch Kombination mit folgenden ätherischen Ölen verstärkt:

- Zitrus
- Kiefer
- Lavendel
- Sandelholz
- Jasmin

Sie sollten das Muskatellersalbeiöl immer nur mit einem der oben genannten Öle im Diffuser kombinieren. Auch allein angewendet, entfaltet das Öl des Muskatellersalbei natürlich eine große Wirkung. Es reicht, wenn Sie etwa 7 Tropfen in den Diffuser geben.

Von der Firma Primavera gibt es ein fertig gemischtes Spray gegen Hitzewallungen, das Muskatellersalbei enthält. Es heißt „Frauenwohl“ und passt in jede Handtasche. Bei aufkommenden Hitzewallungen sprühen Sie einfach ein wenig davon irgendwo auf die Haut.

Wenn Sie etwas Zeit und Muße haben, können Sie sich auch selbst Mischungen mit Muskatellersalbeiöl herstellen.

So mischen Sie sich ein eigenes Massageöl mit Muskatellersalbei:

Träufeln Sie 8 Tropfen Muskatellersalbei, 2 Tropfen Rose und 5 Tropfen Sandelholz auf 50 ml Macadamianussöl und vermengen Sie alles gut miteinander.

So mischen Sie sich einen Badezusatz mit Muskatellersalbei:

Geben Sie 5 Tropfen Muskatellersalbei, 3 Tropfen Grapefruit und 3 Tropfen Rosengeranie auf 1 EL Mandelöl. Dieser Badezusatz sorgt für ein entspannendes und stimmungsaufhellendes Bad.

Rose

Rosenöl dient allgemein der Entspannung und des Wohlbefindens. Es stärkt die Gebärmutter und die anderen Sexualorgane. Eine Massage mit ein paar Tropfen Rosenöl in einem Trägeröl löst körperliche wie emotionale Spannungen. Sie können sich auch eine hormonregulierende Mischung aus 3 Tropfen Rose, 5 Tropfen Geranium, 4 Tropfen Zypresse, 4 Tropfen Muskatellersalbei auf 50 ml Mandelöl herstellen.

Geranium

Geranium wirkt ausgleichend auf den Hormonspiegel. Mischen Sie Geranium wie oben beschrieben zu einem Massageöl, das Ihre Hormone wieder ins Gleichgewicht bringt. Es gibt auch fertige Ölmischungen zu kaufen, von denen Sie nur einige Tropfen in das Trägeröl Ihrer Wahl geben müssen. Durch die Regulierung der Hormone unterstützt Geranium auch die emotionale Balance. Auch die Libido kann damit wieder gesteigert werden. Sie können bei Bedarf 1 bis 2 Tropfen Geraniumöl in die Handinnenfläche geben und es inhalieren. Für den Diffuser reichen 3 bis 4 Tropfen, um die volle gesundheitliche Wirkung zu erzielen.

Mönchspfeffer

Das Öl des Mönchspfeffers verringert die Prolaktinproduktion und gleicht eine mangelnde Produktion von Östrogen und Gestagen aus. Nutzen Sie die Kraft des Mönchspfefferöls gleich in der Anfangsphase der Wechseljahre. Damit können Sie Nervosität, Konzentrationsstörungen und Hitzewallungen gleich effektiv entgegenwirken. Stellen Sie sich mit einigen Tropfen Mönchspfeffer regelmäßig oder bei Bedarf ein Massageöl her oder geben Sie es öfter in Ihren Diffuser.

POSTMENOPAUSE

Die Postmenopause ist die letzte Phase der Wechseljahre und beginnt ein Jahr nach der letzten Monatsblutung. Die Symptome der Wechseljahre können auch in der Postmenopause noch eine Weile anhalten. Zusätzlich werden Sie vielleicht Veränderungen am Hautbild und an den Haaren bemerken. Das hängt mit einem relativen Überschuss an männlichen Sexualhormonen zusammen, die sich durch Haarausfall und leichtem Haarwuchs im Gesicht äußern können. Die geringere Menge an Östrogen in Ihrem Körper kann bewirken, dass die Haut dünner, trockener und faltiger wird. Einige Frauen klagen in dieser Phase auch über Scheidentrockenheit und Harninkontinenz. Die Harninkontinenz ist keine unmittelbare Folge der hormonellen Umstellung, sondern rührt von einem geschwächten Beckenboden und einer damit verbundenen Blasen- und Gebärmuttersenkung her. Da in den Wechseljahren und der Postmenopause die Schleimhäute der Blase und der Harnwege aber dünner und empfindlicher werden, können vermehrt Harnwegsinfekte auftreten, die zu einer allgemeinen Blasenschwäche beitragen. Um eine Inkontinenz ab den Wechseljahren zu umgehen, sollten Sie frühzeitig mit regelmäßigem Beckenbodentraining beginnen. Es gibt zahlreiche entsprechende Kurse oder Übungen auf YouTube.

Die ätherischen Öle, die Sie gegen die Beschwerden der Wechseljahre anwenden, helfen auch in der Postmenopause. Wenn Sie während der Perimenopause und den Wechseljahren bereits die entsprechenden ätherischen Öle eingesetzt haben, werden sich die Symptome in der Postmenopause in Grenzen halten. Bei Bedarf können Sie die ätherischen Öle, die sich bewährt haben, jedoch in der Postmenopause weiterhin anwenden.

IMMUNSYSTEM

Das Thema Immunsystem und Infektabwehr wird jedes Jahr vor allem während der kalten Jahreszeit interessant. Eine gesunde Ernährung mit vielen Vitaminen und Mineralstoffen, ausreichend Schlaf sowie regelmäßiger Sport mit wetterangepasster Kleidung an der frischen Luft sind die Grundlagen. Zusätzlich können bestimmte ätherische Öle Ihr Immunsystem weiter stärken.

Besonders diese 9 ätherischen Öle unterstützen die Immunabwehr:

- Rosmarin
- Weihrauch
- Zitroneneukalyptus
- Thymian
- Lavendel
- Melisse
- Teebaum

- Manuka
- Kamille

Tipps und Rezepte zur Stärkung des Immunsystems

Rosmarin

Rosmarin löst festsitzenden Schleim, lindert Schmerzen, stärkt das Herz und die Blutgefäße und hilft dem Körper, Bakterien und Viren auszuleiten. Da es die Durchblutung fördert und den Kreislauf in Schwung bringt, können Sie Rosmarin auch gezielt bei kalten Händen und Füßen einsetzen. Rosmarin ist damit das ätherische Öl, das auf vielen Ebenen Ihr Immunsystem stärkt.

Bei akuter Bronchitis reiben Sie einfach Ihren Oberkörper mit etwas Rosmarinöl ein und lassen es eine Weile einwirken. Alternativ können Sie ein Dampfbad mit einigen Tropfen Öl in einer Schüssel mit heißem Wasser bereiten. Inhalieren Sie mit einem Handtuch über Kopf und Schüssel die wohltuenden Dämpfe. Natürlich können Sie das Rosmarinöl zur Inhalation auch einfach immer mal wieder in den Diffuser geben. Bei akuten Erkältungsbeschwerden ist das Dampfbad einfach der etwas schnellere und direktere Weg, die Beschwerden zu lindern. Besonders belebend ist die Aromadusche mit Rosmarinöl. Verteilen Sie dafür 6 bis 10 Tropfen Rosmarinöl nach dem Duschen auf der nassen Haut. Da die Poren nach der warmen Dusche weit geöffnet sind, zieht das Öl schnell ein.

Achtung: Da die Aromadusche munter macht, sollten Sie sie nicht abends durchführen. Darüber hinaus sollten Sie ganz auf die Aromadusche verzichten, wenn Sie Asthmatiker sind und unter einer spastischen Atemwegserkrankung leiden. Auch bei hohem Blutdruck ist die Aromadusche nicht zu empfehlen.

Weihrauch

Weihrauch ist ein effektiver Entzündungshemmer. Wenn Sie das Öl in einen Diffuser zur Raumbeduftung geben, reinigt es die Luft von Viren, Bakterien und Pilzen. Weihrauch lindert Infektionen der Atemwege und hilft somit bei Husten, Halsschmerzen und chronischer Bronchitis.

Für die Anwendung im Diffuser können Sie neben 2 Tropfen Weihrauch noch 1 Tropfen Zimtöl, 1 Tropfen Silbertannenöl und 4 Tropfen Orangenöl verwenden.

Für die Herstellung eines Hautöls geben Sie einige Tropfen Weihrauch in ein Trägeröl. Für einen Badezusatz träufeln Sie einige Tropfen auf etwas Sahne, vermengen alles und geben es in Ihr Badewasser.

Zitroneneukalyptus

Dieses Öl mit dem belebenden, zitronigen Duft ist entzündungshemmend, antiviral und antibakteriell. Da es auch antiallergisch und mild ist, können Sie es ebenso bei Kindern anwenden. Sie können Wickel herstellen oder einige Tropfen Zitroneneukalyptus in den Diffuser geben.

Bereiten Sie sich bei Erkältungssymptomen oder allgemein für ein besseres Durchatmen ein Dampfbad mit Zitroneneukalyptus zu. Füllen Sie dafür heißes Wasser in eine Schüssel, geben Sie 2 bis 3 Tropfen Zitroneneukalyptus hinein und inhalieren Sie die Dämpfe mit einem Handtuch über dem Kopf für etwa 10 Minuten. Alternativ zum Zitroneneukalyptus können Sie Eukalyptusöl nehmen. Inhalieren Sie es mit geschlossenen Augen. Darüber hinaus können Sie sich ein Vollbad mit etwas Sahne und einigen Tropfen Zitroneneukalyptus bereiten. Ein Massageöl ist ebenso schnell mit einigen Tropfen Zitroneneukalyptus und einem Trägeröl hergestellt.

Thymian

Thymian lindert Entzündungen, löst Schleim, befreit die Atemwege und vertreibt Krankheitserreger aus dem Körper. Bei Husten, Erkältung, Stirnhöhlenentzündung oder Ohrenschmerzen können Sie sich einen heilenden Trank herstellen. Träufeln Sie 2 Tropfen Thymian auf einen Löffel mit hochwertigem Honig und verrühren Sie die Mischung in einem Glas mit warmem Wasser.

Ätherische Öle werden vom Körper auch immer sehr gut über die Fußsohle aufgenommen. Daher hier meine Empfehlung für eine immunstimulierende Fußsohleneinreibung, mit der Sie die Selbstheilungskräfte des Körpers stark unterstützen: Mischen Sie 50 ml Sesamöl (alternativ Mandelöl oder Olivenöl) mit 7 Tropfen Thymian (Linalool), 7 Tropfen Cajeput und 6 Tropfen Lavendel. Massieren Sie die Fußsohlen etwa 2 bis 3 Mal täglich mit diesem Massageöl. Machen Sie das nicht dauerhaft, sondern in dem Zeitraum, wenn eine Erkältung beginnt oder bereits fortgeschritten ist.

Natürlich können Sie alle oben genannten Öle auch für die allgemeine Stärkung des Immunsystems, unabhängig von Erkältungskrankheiten, verwenden. Ein ätherisches Öl, welches das Immunsystem auch immer sehr gut unterstützt, ist Lavendel.

Lavendel – Der Alleskönner

Lavendelöl sollte wirklich in keiner Hausapotheke fehlen. Sie können Lavendel dauerhaft anwenden. Es stärkt die Abwehr und fördert den guten Schlaf. Verwenden Sie es besonders dann, wenn Sie Harmonie und Ruhe in den Körper und Geist bringen wollen. Lavendel regt aber auch angenehm an, wenn Sie sich konzentrieren müssen. Am Abend dagegen entspannt und beruhigt es und hilft Ihnen beim Einschlafen. Für eine immunstärkende Fußsohlenmassage mischen Sie 50 ml Johanniskrautöl (alternativ Olivenöl oder Sonnenblumenöl) mit 10 Tropfen Lavendelöl, Cajeput oder Zitrone. Sie können auch alle drei ätherischen Öle mit dem Trägeröl mischen. Massieren Sie damit am besten vor dem Schlafengehen die Fußsohlen ein. Wenn Sie mögen, können Sie sich danach warme Socken anziehen und damit ins Bett gehen.

Melisse

Mit Melissenöl können Sie eine Langzeitbehandlung zur allgemeinen Stärkung eines schwachen Immunsystems durchführen. Melisse hat eine stark entzündungshemmende und entspannende Wirkung. Es entfaltet seine ganze therapeutische Wirkung bereits, wenn Sie einen Tropfen Melisse in etwas Jojobaöl gemischt auf dem Handgelenk verteilen.

Teebaum

Teebaumöl ist ein natürliches Breitbandantibiotikum, das Sie ganz ohne Nebenwirkungen verwenden können. Ein Breitbandantibiotikum hilft sowohl gegen Viren und Bakterien, als auch gegen Pilze. Gleichzeitig ist Teebaumöl entzündungshemmend, schmerzstillend und wirkt allgemein sehr immunstimulierend. Zur Stärkung des Immunsystems können Sie sich aus Wasser und einigen Tropfen Teebaumöl ein Raumspray herstellen. Bei einer Mandelentzündung mischen Sie eine Gurgellösung aus 1 Tropfen Teebaumöl und 1 TL Salz in einem Glas Wasser. Gurgeln Sie mehrmals täglich mit dieser Mischung.

Manuka

Auch Manukaöl gilt als biologisches Antibiotikum und wirkt gegen Viren, Bakterien und Pilze. Darüber hinaus ist Manuka auch stark antiseptisch, ohne aggressiv zu sein. Für eine schnelle Anwendung unterwegs können Sie 1 bis 2 Tropfen Manukaöl auf ein Taschentuch träufeln und inhalieren. Für zu Hause verwenden Sie 5 Tropfen Manukaöl in Ihrem Diffuser. Wenn Sie einen Badezusatz bereiten wollen, mischen Sie 5 bis 10 Tropfen Manukaöl in einen Emulgator wie Sahne, Salz oder Milch und fügen Sie die Mischung Ihrem Badewasser hinzu.

Kamille

Kamillenöl wirkt stark entzündungshemmend, wundheilend und regt die Bildung von Leukozyten an. Es ist vor allem das Blaue Kamillenöl aus der Echten Kamille, das diese Wirkung besitzt. Sie können aus dem Öl ein Gesichtsdampfbad bereiten, einige Tropfen in ein Trägeröl für die Hautmassage geben oder einige Tropfen im Diffuser vernebeln.

GEWICHTSVERLUST

Vermutlich stellen Sie sich jetzt die Frage, wie es möglich sein soll, mit ätherischen Ölen abzunehmen. Natürlich können die Öle nicht auf direktem Weg das Gewicht reduzieren und für einen flachen Bauch und eine schmalere Hüfte sorgen. Vielmehr liegt die Wirkung in der Verminderung von Hungerattacken und Heißhunger auf Süßes. Ja, Sie haben richtig gelesen: Der Duft bestimmter ätherischer Öle verringert den Appetit. Eine innere Anwendung unterstützt die Wirkung. Welche Öle appetitmindernd und auch stoffwechselanregend wirken, verrate ich Ihnen in diesem Kapitel.

Tipps zum Abnehmen mit ätherischen Ölen

Folgende ätherische Öle helfen Ihnen dabei, gesund und ohne Stress abzunehmen:

- Grapefruit
- Pfefferminze
- Zitrone
- Vanille
- Ingwer
- Zimt
- Wachholder

Ich empfehle Ihnen, nicht nur eines der oben genannten Öle anzuwenden. Wechseln Sie immer wieder zu einem anderen ätherischen Öl, da jedes für sich ein wenig in der Wirkung variiert. Darüber hinaus gibt es vielleicht Öle, die Ihnen mehr liegen als andere. Die Gründe dafür sind unterschiedlich und ganz individuell. Folgen Sie Ihrer Intuition und setzen Sie besonders beliebte Öle am häufigsten ein.

Grapefruit

Dass Grapefruits besonders vitaminreich und gesund sind, ist weithin bekannt. Genau genommen aktivieren die ballaststoffreichen Früchte den Stoffwechsel und haben einen geringen glykämischen Index. Der glykämische Index ist ein Wert zur Bestimmung der Wirkung von kohlenhydrathaltigen Lebensmitteln auf den Blutzuckerspiegel. Je höher der glykämische Index eines Nahrungsmittels ist, desto mehr Zucker gelangt ins Blut. Grapefruits gelten bereits seit langem als Helfer beim Abnehmen. Auch das ätherische Öl der Grapefruit hat einen enormen positiven Effekt. Wenn Sie mindestens sechs Mal am Tag drei bis fünf Atemzüge lang an einem Fläschchen mit Grapefruitöl riechen, reduziert das Ihren Appetit.

Pfefferminze

Pfefferminze hilft bekanntermaßen bei Verdauungsproblemen und Magenschmerzen. Wenn Sie einige Male am Tag an einem Fläschchen Pfefferminzöl riechen oder den Raum damit beduften, werden Sie ein Zufriedenheits- und Sättigungsgefühl erleben. Weiterhin hilft das Öl beim Abnehmen, wenn Sie einen Tropfen in einem Glas Wasser vor jeder Mahlzeit trinken. Sie können auch einfach vor jedem Essen an dem Fläschchen Pfefferminzöl riechen. Das vermindert effektiv den Appetit.

Zitrone

Genau wie die Grapefruit ist auch die Zitrone ein kleines Wundermittel. Zitrusfrüchte allgemein sind für die Regulierung von Stoffwechsel und Appetit empfehlenswert. Bereits das Inhalieren des Öls erzielt eine große Wirkung. Noch effektiver ist die Einnahme. Trinken Sie ein Glas Wasser mit einem bis zwei Teelöffeln Zitronenöl vor jeder Mahlzeit. Zitronenöl aktiviert die Fettverbrennung und unterstützt die Leber beim Entgiften des Körpers.

Vanille

Wenn Sie an Vanille denken, läuft Ihnen vielleicht gerade das Wasser im Mund zusammen und Sie sehen Weihnachtsplätzchen vor Ihrem geistigen Auge. Erstaunlicherweise fördert der süße Duft von Vanille jedoch nicht den Appetit, sondern zügelt ihn. Der einfache Grund: Der Duft von Vanille trickst unser Gehirn aus. Unser Körper verlangt eigentlich nur nach Süßem, weil Zucker Seratonin ausschüttet und für kurze Zeit unsere Stimmung hebt. Unsere Sucht nach Süßem ist eigentlich eine Sehnsucht nach Glücksgefühlen. Der süße Duft von Vanille setzt genauso viel Seratonin frei wie Süßigkeiten und beschert uns damit auf gesunde Weise ebenfalls die ersehnten Glücksgefühle.

Ingwer

Ingwer ist ein weiteres Öl, das den Hunger auf Süßes effektiv reduziert. Doch Ingwer hat noch einen anderen Vorteil. Es enthält Gingerol, das Entzündungen im Darm vermindert und damit die Aufnahme von Vitaminen und Mineralien fördert. Das erhöht in der Folge die Zellenergie und unterstützt das Abnehmen. Inhalieren Sie regelmäßig Ingwer direkt am Fläschchen oder über den Diffuser. Alternativ können Sie drei Mal täglich 2 Tropfen Ingwer mit ein bisschen Honig einnehmen.

Zimtrinde

Ein zu hoher Blutzuckerspiegel ist die Hauptursache für Übergewicht. Nahrungsmittel mit einem zu großen Anteil an schlechten Kohlenhydraten und Zucker treiben die Blutzuckerspiegel nach der Mahlzeit nach oben. Der Körper muss daraufhin vermehrt Insulin ausschütten, um den Blutzuckerspiegel wieder zu regulieren. Insulin behindert jedoch die optimale Fettverbrennung. Dadurch führt ein zu hoher Blutzuckerspiegel letzten Ende zu weniger Energie, mehr Hunger und schließlich zur Gewichtszunahme. Zimtrinde hilft, den Blutzuckerspiegel zu stabilisieren. Langfristig wird sich das in einer Gewichtsabnahme bemerkbar machen. Darüber hinaus kann die Zimtrinde den Glukosetoleranzfaktor ausgleichen und die Menge an Glukose und Insulin reduzieren. Sie erzielen diese Wirkung bereits, wenn Sie mehrmals täglich das Zimtöl inhalieren. Darüber hinaus können Sie einen bis zwei Tropfen Zimtöl in einen Smoothie oder andere Speisen geben. Gerichte mit Zimtöl finden Sie im Rezeptteil meines Buches. Sie können auch Tees oder einen Kakao mit einem Tropfen Zimtöl verfeinern. Alternativ gibt es Zimtpräparate als Kapseln oder Tabletten. Diese haben den Vorteil, dass Sie Zimt nicht überdosieren, denn das kann wiederum negative Folgen haben. Halten Sie sich an die Regel, dass Sie bei der inneren Einnahme sparsam mit dem Öl umgehen und nicht mehr als drei Mal täglich einen Tropfen verwenden.

Wachholder

Wachholder zügelt nicht nur den Appetit, sondern unterstützt die Ausscheidung von Harnsäure und Giftstoffen. Es setzt Verdauungsenzyme frei, die den Fettabbau beschleunigen und die neue Bildung von Fettablagerungen mindert. Zur inneren Anwendung nehmen Sie drei Mal täglich ein Glas warmes Wasser oder Tee mit einem Teelöffel Honig und drei Tropfen Wachholder ein.

Olivenöl

Olivenöl gehört nicht zu den ätherischen Ölen. Da es jedoch ebenfalls als Appetitzügler dienen kann, möchte ich es an dieser Stelle nicht unerwähnt lassen. Nehmen Sie vor jeder Mahlzeit einfach ein paar Atemzüge an dem Öl. Vielleicht werden Sie feststellen, dass Sie nicht mehr so große Portionen essen wie zuvor.

LIEBE UND ROMANTIK

Bestimmte ätherische Öle können helfen, Lust und Leidenschaft zu entfesseln. Sie sind auch eine passende Untermalung für ein romantisches Ambiente. Wenn Sie an die Liebe denken, kommt Ihnen vielleicht sofort die Rose mit Ihrem betörenden Duft in den Sinn. Und tatsächlich zählt ihr ätherisches Öl zu den aphrodisierenden und romantischen Düften. Daher stelle ich den Klassiker unter den Liebesdüften als erstes vor.

So bringen Sie mit ätherischen Ölen das Liebesleben in Schwung

Rose

Die Rose besitzt den Duft der Verführung. Nicht umsonst wird er von Frauen gerne verwendet. Der Duft von chemischen Parfums kann oft jedoch aufdringlich und zu intensiv sein. Wenn Sie eine Flasche mit ätherischem Rosenöl öffnen, werden Sie überrascht sein, wie angenehm es auf Sie wirkt. Mit dem Duft künstlicher Parfums, bei dem Sie vielleicht sogar Übelkeit verspüren, hat das wahrlich nichts zu tun. Was genau bewirkt der natürliche Duft der Rose aber nun in unserem Körper und unserem Geist? Das ätherische Öl beruhigt den Herzschlag und bringt Körper und Geist in Einklang. Es weckt das Bedürfnis nach Zärtlichkeit, das Verlangen sich hingeben zu wollen. Bei Liebeskummer besänftigt es. Negative Gefühle wie Eifersucht, Verlustangst und Traurigkeit werden gedämpft. Um das ganze Potential des Rosenöls auszuschöpfen, ist es wichtig, dass Sie ein zu 100 Prozent naturreines ätherisches Öl verwenden. Dieses hat natürlich seinen Preis. Zu billige Produkte sind oft ein Verschnitt aus Rosengeranien oder Palmarosaöl. Sie duften ähnlich wie das hochwertige Rosenöl, besitzen aber nicht vollständig dessen essentielle Inhaltsstoffe. Rein synthetische Duftöle sind sogar komplett unwirksam und ahmen lediglich den Duft der Rose nach.

Für romantische Stunden zu zweit können Sie eine passende Komposition zur Raumbeduftung herstellen. Geben Sie dafür 4 Tropfen Rose, 4 Tropfen Grapefruit und 1 Tropfen Sandelholz in Ihren Diffuser. Für eine gegenseitige, sinnliche Massage mischen Sie 20 ml Mandelöl mit 2 Tropfen Rose, 6 Tropfen Orange, 1 Tropfen Ylang Ylang, 1 Tropfen Vetiver und 1 Tropfen Muskatellersalbei. Dieses Massageöl regt die Lust und Leidenschaft an und entspannt gleichzeitig Körper und Geist.

Sandelholz

Frauen finden den Duft von Sandelholz an Männern verführerisch. Er ähnelt dem eines Hormons, das als Lockstoff fungiert. Nicht umsonst wurde das Sandelholzöl früher auch das „Viagra der Ägypter" genannt. Die einfachste Anwendung ist, einen Tropfen Sandelholz unterhalb des Bauchnabels einzureiben.

Muskatellersalbei

Muskatellersalbei bringt nicht nur die Hormone ins Gleichgewicht, sondern kann auch als Aphrodisiakum fungieren. Es löst Hemmungen und entfacht die Leidenschaft. Muskatellersalbei besticht durch einen intensiven, würzigen Duft und stimuliert bei Frauen die Produktion von Östrogen. Die erhöhte Östrogenproduktion beeinflusst den körpereigenen Geruch, der Fruchtbarkeit signalisiert, was wiederum auf Männer anziehend wirkt. Sie erzielen diese Wirkung, wenn Sie das ätherische Öl des Muskatellersalbei im Diffuser vernebeln oder für die Haut als Massageöl beziehungsweise Badezusatz verwenden.

Achtung: Wenn Sie Muskatellersalbeiöl anwenden, sollten Sie in dieser Zeit keinen Alkohol trinken, da das Öl Rauschzustände verstärken kann. Während der Schwangerschaft und unmittelbar vor und nach der Menstruation sollten Sie das Öl gar nicht verwenden.

Kiefer

Vielleicht wundern Sie sich, dass das Öl der Kiefer aphrodisierend wirken soll. Der würzige Duft nach Nadelwald kurbelt die Testosteronproduktion an. Männer, die diesen erdigen Duft verströmen, lösen bei Frauen das Gefühl von Schutz und Geborgenheit aus. Sie empfinden Männer mit diesem Duft als stark und robust. Doch ist Vorsicht geboten, wenn bei Mann oder Frau bereits eine große Begierde vorhanden ist. In diesem Fall kann das Kiefernöl die Begierde in Aggressivität verwandeln. Sie erhalten die testosteronsteigernde Wirkung bereits, wenn Sie das Kiefernöl zur Raumbeduftung verwenden.

ENTSPANNUNG UND EMOTIONALE UNTERSTÜTZUNG

Die Wiederherstellung des emotionalen Gleichgewichts ist die bekannteste Wirkung der Aromatherapie mit ätherischen Ölen. Natürlich ersetzt sie bei schweren Depressionen oder anderen psychischen Erkrankungen nicht die Psychotherapie. Jedoch kann die Aromatherapie selbst bei Notwendigkeit einer professionellen Therapie unterstützend wirken. Wenn Sie ab und zu leichte Stimmungsschwankungen haben, bei denen keine Psychotherapie nötig ist, können bestimmte ätherische Öle spürbar harmonisieren und Ihre Gefühle wieder ins Gleichgeweicht bringen. Viele Verstimmungen sind Folge einer Anspannung und Verspannung im Alltag. Die ätherischen Öle beruhigen aggressive, ängstliche Gedanken und bringen auch Ihren Körper wieder in die Entspannung. Das ist notwendig, damit Sie fit, leistungsfähig und positiv gestimmt bleiben, egal was der Alltag an Stress und Konfrontationen mit sich bringt. Die ätherischen Öle, die ich Ihnen in diesem Kapitel vorstelle, wirken sowohl auf den Körper als auch auf den Geist. Ich habe die Öle nach den verschiedenen negativen Emotionen eingeteilt, damit Sie sofort nachlesen können, welche Öle bei welchen stressbringenden Gefühlen helfen können.

ANGST

Angst ist im Grunde eine wichtige Emotion, die uns hilft, gefährliche Situationen zu meiden. Sie kann uns aber auch in unserem täglichen Vorankommen hemmen, wenn in Wirklichkeit keine lebensbedrohlichen Gefahren lauern, sondern wir lediglich Angst vor dem Unbekannten, vor Neuerungen, also vor dem Verlassen unserer Komfortzone haben. Folgende ätherische Öle können Sie bei ständig wiederkehrenden Sorgen und Ängsten einsetzen:

- Lavendel
- Weihrauch
- Bergamotte
- Mandarine
- Sandelholz
- Geranie
- Neroli
- Zedernholz
- Vetiver
- Rose
- Salbei
- Römische Kamille
- Patschuli
- Palo Santo

Mischen Sie einige Tropfen von einem oder zwei dieser Öle in einen Emulgator als Badzusatz oder Körperöl. Alternativ können Sie die Öle einzeln oder als Zweierkombination zur Raumbeduftung verwenden. Auch im Diffuser sollten Sie aber nicht mehr als drei Öle miteinander mischen.

ÄRGER

Neben der Angst ist der Ärger einer der größten Stressfaktoren im Alltag. Es erschwert das Entspannen und Einschlafen. Wenn der Zustand anhält, können sich ernsthafte Schlafprobleme und Burnout einstellen. Anhaltender Ärger legt sich auch auf das Herz und kann zu chronischen Erkrankungen führen. Es ist daher essentiell, Ärger, Wut und Aggressivität im Alltag zu minimieren. Diese ätherischen Öle helfen Ihnen, wieder "runter" zu kommen und zu entspannen:

- Jasmin
- Rose
- Bergamotte
- Orange
- Neroli
- Vetiver
- Ylang Ylang
- Römische Kamille
- Palo Santo
- Patschuli
- Petitgrain

Wie bei jeder Anwendung ätherischer Öle reicht die Raumbeduftung im Diffuser für eine spürbare Wirkung aus. Bei der Wahl des Öls oder der Öle sollten Sie Ihre

Nase entscheiden lassen. Der Duft muss Ihnen zusagen. Vertrauen Sie darauf, dass Ihnen Ihr Körper signalisiert, welches Öl er gerade braucht.

DEPRESSIONEN

Depressive Verstimmungen können in eine chronische Depression ausufern. Darüber hinaus schwächen dunkle Stimmungen unser Immunsystem. Nutzen Sie daher bereits bei leichten Stimmungstiefs die Kraft der ätherischen Öle. Folgende Öle können Sie aus einem Stimmungsloch wieder herausholen:

- Geranie
- Römische Kamille
- Orange
- Bergamotte
- Lavendel
- Mandarine
- Sandelholz
- Jasmin
- Rose
- Grapefruit
- Weihrauch
- Muskatellersalbei
- Neroli
- Zitrone
- Ylang Ylang
- Palo Santo

EINSAMKEIT

Das Gefühl der Einsamkeit ist sicher jedem bekannt. Es kann verschiedene Ursachen haben. Fakt ist aber, dass bestimmte ätherische Öle gegen diese Art der depressiven Verstimmung helfen können. Zu ihnen zählen:

- Weihrauch
- Bergamotte
- Rose
- Römische Kamille
- Muskatellersalbei
- Palo Santo

KONZENTRATION UND GEDÄCHTNIS

Auch für das Lernen oder eine Arbeit, die hohe Konzentration erfordert, können Sie gezielt ätherische Öle einsetzen, um Ihre geistige Aktivität zu steigern. Jedes Mal, wenn Ihre Kinder zu Hause die Hausaufgaben erledigen, können Sie ein paar Tropfen Zitronenöl im Diffuser vernebeln. In der Regel empfinden Kinder diesen Duft als sehr angenehm und sind durch die geistig anregende Wirkung mit mehr Spaß bei der Sache. Ätherische Öle, die Sie zur Steigerung der Konzentration einsetzen können, sind:

- Pfefferminze
- Basilikum
- Rosmarin
- Zypresse
- Ysop
- Schwarzer Pfeffer
- Zitrone

LANGEWEILE

Es mag lustig und unglaublich klingen, aber es gibt sogar bestimmte ätherische Öle, die inspirierend und gegen Langeweile wirken. Diese Öle sind:

- Bergamotte
- Muskatellersalbei
- Weihrauch
- Palo Santo
- Römische Kamille
- Rose

MÜDIGKEIT, ERSCHÖPFUNG UND BURNOUT

Jeder fühlt sich ab und zu müde und abgespannt. Das sollte jedoch nicht zu einem Dauerzustand werden, der irgendwann im Burnout endet. Wirken Sie lieber gleich mit folgenden ätherischen Ölen der Erschöpfung entgegen:

- Schwarzer Pfeffer
- Basilikum
- Bergamotte

PANIK

Bei akuten Angstzuständen und Panikattacken können folgende ätherische Öle helfen:

- Rose
- Weihrauch
- Lavendel
- Neroli

REIZBARKEIT

Wer kennt nicht Tage, an denen man besonders reizbar ist? Manchmal hat es einen Grund und manchmal ist es unerklärlich. Für sich selbst und die Mitmenschen können diese Tage unerträglich sein. Vielleicht bereuen Sie rückblickend einige Dinge, die Sie an solchen Tagen gesagt oder getan haben? Mit folgenden ätherischen Ölen können Sie eine gereizte Stimmung besänftigen:

- Sandelholz
- Neroli
- Römische Kamille
- Lavendel
- Mandarine

STRESS

Stress ist der Faktor Nummer eins, der zu einer Vielzahl von chronischen Krankheiten und Burnout führt. Stress ist ein weiter Begriff und umfasst Schlafmangel, Ärger, Ängste, Ruhelosigkeit, ständige Anspannung und körperliche und geistige Überanspruchung. Unser Alltag hält eine Menge Stresssituationen bereit, denen wir nicht immer gelassen begegnen können. Folgende ätherische Öle helfen Ihnen, auch in stressigen Zeiten in Ihrer Mitte zu bleiben:

- Lavendel
- Sandelholz
- Weihrauch
- Geranie
- Jasmin
- Bergamotte
- Muskatellersalbei
- Ylang Ylang
- Vetiver

- Patschuli
- Mandarine

TRAUER

Wenn es einen Grund für die Trauer gibt, sollten Sie dieses Gefühl voll und ganz zulassen und nicht versuchen, diese wichtige Phase der Verarbeitung zu überspringen. Hemmend und schädlich ist die Trauer, wenn sie über Jahre in gleicher Intensität anhält und zur schweren Depression wird. Auf jeden Fall sollten Sie sich liebe Menschen und eventuell Therapeuten suchen, die Sie in der Zeit der Trauer begleiten. Bei chronischer Trauer oder Traurigkeit können bestimmte ätherische Öle wieder Licht ins Dunkel bringen. Egal, ob die chronische Trauer eine Ursache hat oder ob Sie immer wieder unter unerklärlicher Traurigkeit leiden.

Folgende ätherische Öle haben sich bei Trauer bewährt:

- Weihrauch
- Rose
- Sandelholz
- Zypresse
- Neroli
- Vetiver
- Palo Santo

UNSICHERHEIT

Wer sich öfter im Alltag nicht so selbstsicher fühlt, eine Unsicherheit im Auftreten vor Menschen spürt oder Angst vor neuen Situationen hat, kann gezielt die Kraft der ätherischen Öle nutzen. Bestimmte ätherische Öle unterstützen das Vertrauen in sich selbst und die Umwelt, sodass Sie mit größerer Stärke und Sicherheit in neue Situationen gehen oder den Alltag bewältigen können. Folgende ätherische Öle mindern Gefühle der Unsicherheit:

- Bergamotte
- Weihrauch
- Vetiver
- Jasmin
- Zedernholz
- Sandelholz

STRESS

Ich habe im Kapitel „Entspannung und emtionale Unterstützung“ bereits einige ätherische Öle genannt, die Stress reduzieren können. Da das Thema Stress aber breit gefächert und extrem wichtig ist, möchte ich ihm ein eigenes Kapitel widmen. Zunächst einmal die Frage: Was ist Stress eigentlich? Stress entsteht nicht automatisch bei viel Arbeit und einem vollen Terminkalender. Erst, wenn sich ein Gefühl der Überforderung einstellt, kommt der Körper in den Kampfmodus, als bestünde eine Gefahr für unser Leben. Das ist in einer echten Gefahrensituation ein wichtiger Schutzmechanismus. Es wird vermehrt Adrenalin ausgeschüttet und wir müssen blitzschnell entscheiden, ob wir weglaufen oder kämpfen. In unserer modernen Welt ist der Stress aber eher psychischer Natur und hält in der Regel über einen längeren Zeitraum an. Dieser dauerhafte Stresszustand schwächt unseren gesamten Körper und führt letztlich zu einer Vielzahl von Krankheiten, den sogenannten Zivilisationskrankheiten. Natürlich spielen auch andere Arten von Stress in diese Erkrankungen mit hinein. Äußere Umstände wie Umweltgifte, Lärm, sowie die Hintergrundbeleuchtung von Computer und Handy, können uns zusätzlich stressen. Es gibt nicht das eine Wundermittel, das gegen Stress helfen kann, jedoch können Sie viele Mittel und Wege miteinander kombinieren, um effektiv den täglichen Stress auf ein Minimum zu reduzieren. Die gezielte Anwendung ätherischer Öle im Alltag ist einer der Wege wieder in die Entspannung und eigene Mitte zu finden. Daneben sind eine gesunde und ausgewogene Ernährung, Sport an der frischen Luft und genügend Schlaf essentielle Faktoren, um Stress zu minimieren.

Eines der vielseitigsten ätherischen Öle, das auch im Zusammenhang mit Entspannung und Stressreduktion überall Erwähnung findet, ist Lavendel. Gemeint ist der Echte Lavendel. Auf die verschiedenen Lavendelarten und ihre Wirkung bin ich bereits in Kapitel „Lavendel“ ausführlich eingegangen. Das Lavendelöl gehört zu den am besten erforschten Ölen. Egal, ob Sie Stress reduzieren, besser schlafen oder depressive Verstimmungen mindern wollen. Wenn Sie zu Lavendelöl greifen, haben Sie immer ein helfendes Mittel zur Hand. Das ist auch nicht verwunderlich, denn schließlich gehen alle Beschwerden wie Stress, Stimmungsschwankungen, Ängste und Schlaflosigkeit meistens Hand in Hand. Wenn Sie sich, zum Einstieg in das Thema ätherische Öle, erst einmal nur ein Öl kaufen wollen, dann empfehle ich Lavendel. Beduften Sie Ihren Raum damit oder mischen Sie sich einen Badezusatz beziehungsweise Körperöl. Sie werden bald feststellen, dass Sie besser einschlafen und nach einem stressigen Tag schneller wieder entspannen können. Lassen Sie nicht zu, dass der tägliche Stresspegel zu einer riesigen Welle ansteigt, die irgendwann über ihnen zusammenschlägt. Tun Sie jeden Tag bewusst etwas zur Entspannung. Dazu gehören, neben der Anwendung von Lavendelöl, auch eine ausgleichende, körperliche Betätigung und gesunde Ernährung mit vielen Vitaminen und Mineralstoffen. Wenn Sie mit Lavendelöl gute Erfahrungen gemacht haben, können Sie sich in der Welt der ätherischen Öle weiter nach vorne tasten und auch die anderen Öle ausprobieren, die ich in Kapitel „Entspannung und emtionale Unterstützung" zur Stressreduktion vorgestellt habe.

SCHLAFLOSIGKEIT

Bei Schlafproblemen helfen eine Vielzahl von ätherischen Ölen. Diese Öle sind auch für Kinder zur Raumbeduftung geeignet. Sie beruhigen, entspannen und harmonisieren Geist und Körper. Ich habe für Sie fünf ätherische Öle ausgewählt, die das Einschlafen effektiv fördern.

Lavendel

Dieses ätherische Öl ist der Klassiker unter den Einschlafhilfen. Sie können einige Tropfen Lavendelöl vor dem Schlafengehen auf die Füße auftragen oder zusammen mit Wasser in einer Sprühflasche mischen und auf Ihr Kopfkissen sprühen. Für Kinder eignet sich am besten die Raumbeduftung mit einem Diffuser. Beginnen Sie mit dieser Aromatherapie bereits etwa eine oder eine halbe Stunde vor dem Zubettbringen. Eine ideale, schlaffördernde Mischung im Diffuser ist auch: 5 Tropfen Lavendel, 4 Tropfen Zedernholz und 1 Tropfen Vetiver.

Weihrauch

Weihrauch schafft eine friedliche, ruhige Atmosphäre. Sie können es auch optimal zur Raumbeduftung für Meditationen einsetzen. Es klärt den Geist und schafft Ruhe und Konzentration. Mit diesen Eigenschaften hilft Weihrauch Ihnen, vor dem Schlafengehen Körper und Geist sanft herunterzufahren und zur Ruhe zu kommen.

Vetiver

Auch Vetiver wirkt beruhigend und entspannend. Für eine optimale Einschlaf-Mischung geben Sie 3 Tropfen Vetiver, 5 Tropfen Lavendel und 2 Tropfen Ylang Ylang in Ihren Diffuser.

Eukalyptus

Wenn Sie eine Erkältung haben oder aus anderen Gründen nicht frei durchatmen können, erschwert das natürlich auch das Einschlafen. Geben Sie in diesem Fall einige Tropfen Eukalyptusöl in Ihren Diffuser. Für Babys sollten Sie Eukalyptus jedoch nicht anwenden, da sie noch eine sehr sensible Nase haben und der Eukalyptus-Duft zu intensiv für sie sein könnte.

Tipp: Eine der häufigsten Ursachen für Einschlafprobleme sind verspannte Muskeln. Verspannungen an Muskeln und dem Nacken rühren vor allem von

Computerarbeit kurz vor dem Schlafengehen her. Aber auch ein stressiger Alltag mit Arbeit und Familie führt häufig zu körperlichen Verspannungen. Ein bewährtes Mittel zur Muskelentspannung sind Massagen mit ätherischen Ölen. Eine schnelle Variante ohne großen Aufwand bieten fertige Ölmischungen mit Rollerball-Aufsätzen, den sogenannten Roll-Ons. Sie enthalten unter anderem auch Pfefferminze und Wintergrün, die erfrischen und Muskelschmerzen lindern.

Zedernholz

Das Zedernholzöl ist weithin für seine entspannende und schlaffördernde Wirkung bekannt. Sicher kennen Sie die Anwendung mit Zedernholzkissen. Sie träufeln regelmäßig einige Tropfen Zedernholzöl auf ein mit Zedernholz-Spänen gefülltes Kissen und legen es neben Ihr Kopfkissen. Zedernholzöl regt die Zirbeldrüse an. Das ist ein kleines Organ in unserem Zwischenhirn, welches das wichtige Schlafhormon Melatonin produziert. Melatonin fördert den Schlaf und reguliert den Schlaf-Wach-Rhythmus. Es beeinflusst darüber hinaus die Funktion vieler weiterer Hormondrüsen wie Schilddrüse, Hirnanhangdrüse, Thymusdrüse, Geschlechtsdrüsen, Nebenniere und Bauchspeicheldrüse. Wenn Sie Ihren Hormonhaushalt ausbalancieren oder abnehmen wollen, hilft Ihnen die abendliche Anwendung von Zedernholzöl dabei.

Es gibt verschiedene Möglichkeiten, das Zedernholzöl zum besseren Einschlafen zu verwenden:

1. Sie können ein Taschentuch mit 1 bis 2 Tropfen Zedernholzöl beträufeln und sich neben das Kopfkissen legen.
2. Gönnen Sie sich eine Fußreflexzonenmassage mit Zedernholzöl, das Sie zuvor mit einem neutralen Öl verdünnt haben.
3. Sie können das Zedernholzöl auch in Ihrem Diffuser verwenden. Eine wohltuende Kombination sind 1 bis 2 Tropfen Orangenöl und 1 bis 2 Tropfen Zedernholzöl.
4. Das Riechen an einem Fläschchen Zedernholzöl ist auch eine einfache Möglichkeit, die positiven Wirkungen für sich zu nutzen.

BURNOUT

Anhaltender Stress führt irgendwann zum Burnout. Nach einem Burnout wieder ins Gleichgewicht zu finden ist viel schwieriger, als bereits bei aufkommendem Stress etwas für die Entspannung zu tun. Zu den ätherischen Ölen, die sehr wirkungsvoll Körper und Geist bei der Stressbewältigung unterstützten, gehören die Zitrusöle wie Orange, Zitrone oder Grapefruit. Diese Öle sind nicht nur stimulierend, sondern auch beruhigend. Das Spannende ist, dass es jedem Menschen gerade das gibt, was er gerade braucht. Wenn Sie in einem Zustand der Ruhelosigkeit sind, kommen Sie mit Zitrusölen in die Entspannung. Wenn Sie sich antriebslos fühlen, geben die Zitrusöl Ihnen neue Energie und heben die

Stimmung. Aus diesem Grund werden ätherische Öle auch gerne als „Adaptogene“ bezeichnet. Das sind Pflanzenstoffe, die uns eine Anpassung an körperliche und emotionale Stresssituationen ermöglichen und damit unsere Stressresistenz erhöhen.

Gerade bei Niedergeschlagenheit, die mit einem energielosen Zustand einhergeht, sind die Zitrusöle optimale Helfer. Egal, ob Sie die Öle zur Raumbeduftung oder in Ihrem Lieblingshautöl verwenden: Sie werden in jedem Fall voll und ganz von den belebenden und stimmungsaufhellenden Eigenschaften profitieren. Sie können nach Lust und Laune auch alle drei Öle gleichzeitig in Ihrem Diffuser miteinander mischen. Weitere ätherische Öle, die ebenfalls ausgleichend, regenerativ und entspannend wirken und einem Burnout vorbeugen, sind Lavendel, Eukalyptus und Basilikum.

SCHMERZTHERAPIE

Es gibt verschiedene Arten von Schmerzen. Sie lassen sich grob in akut und chronisch einteilen. Akute Schmerzen sind ein Alarmsignal des Körpers, um sich vor weiterem Schaden zu schützen. Zu den akuten Schmerzen gehören etwa Zahnschmerzen oder Verletzungen. Sie sind in der Regel lokal begrenzt und dauern Stunden oder Tage. Von chronischen Schmerzen spricht man, wenn sie bereits einige Monate andauern. Das übersteigt die normale Heilungszeit. Die chronischen Schmerzen haben damit nicht mehr die Warnfunktion wie die akuten Schmerzen, sondern deuten auf ein Ungleichgewicht in Ihrem Körper hin. Wenn Sie dessen Ursachen nicht beheben, kann sich eine schwere Krankheit daraus entwickeln. Bei langanhaltendem Schmerz entwickelt der Körper darüber hinaus ein sogenanntes Schmerzgedächtnis. Das Schmerzgedächtnis ist einfach erklärt: Die ständige Reizung der Nervenbahnen führt zu einer Verselbständigung des Schmerzes. Der Schmerz wird in der Folge von den Nerven als immer stärker wahrgenommen, obwohl er in der Intensität gleich bleibt. Mediziner nennen das eine Potenzierung des Schmerzes oder Hyperalgesie. In diesem Zustand können Sie bereits einfache Berührungen als schmerzhaft empfinden. Ich gehe so genau auf die unterschiedlichen Arten von Schmerzen ein, um dem Trugschluss vorzubeugen, ätherische Öle seien ein Wundermittel gegen sämtliche Schmerzen. Da Schmerzen verschiedene Ursachen haben, gibt es nicht nur die eine Therapie, um sie zu heilen.

Ätherische Öle können jedoch sehr wirksam und unterstützend sein bei:

- Wunden und anderen Verletzungen
- Entzündungen
- Krämpfen

Bei chronischen Schmerzen können ätherische Öle entspannend auf das Nervensystem wirken und das Schmerzempfinden mindern. Eine ursächliche Heilung ist in der Regel mit ihnen nicht möglich.

Rezepte bei Verletzungen und offenen Wunden

Die wirksamsten ätherischen Öle bei Verletzungen sind:

- Teebaum
- Johanniskraut
- Lavendel
- Myrrhe
- Manuka

Es gibt noch weitere schmerzlindernde Öle, die allerdings nicht ganz so stark wirken. Zu ihnen zählen:

- Eukalyptus
- Bergamotte
- Rosmarin
- Weihrauch
- Römische Kamille
- Wachholder
- Kampfer
- Geranium
- Ysop
- Patschuli
- Benzoe

Ich habe mich bei der Zusammenstellung der Rezepte auf die intensiv wirksamen Öle beschränkt.

Schürfwunden

Tupfen Sie die betroffene Stelle mit etwas Johanniskrautöl ab. Falls Sie keinen Wattetupfer oder Ähnliches zur Hand haben, geben Sie einfach ein paar Tropfen Johanniskrautöl direkt auf die Schürfwunde.

Blutergüsse

Stöße oder Quetschungen können Blutergüsse bilden. Stellen Sie daher sofort nach der Verletzung einen kalten Umschlag her. Vermengen Sie dafür 1 Tropfen Speiköl (Lavendel), 1 Tropfen Eukalyptusöl und 1 TL Arnika-Extrakt in einem Liter kaltem Wasser. Tauchen Sie den Umschlag darin ein, wringen Sie ihn gut aus und legen Sie ihn auf die betroffene Stelle. Je nach Art der blauen Flecken wiederholen Sie diesen Vorgang mehrmals am Tag.

Verstauchungen

Füllen Sie etwas kaltes Wasser in eine Schüssel und vermengen Sie darin 3 Tropfen Lavendel, 3 Tropfen Melisse und 3 Tropfen Pfefferminze. Tränken Sie ein Tuch damit und legen Sie es auf die betroffene Stelle.

Quetschungen

Quetschungen können Sie rasch lindern, wenn Sie 3 Tropfen Pfefferminze, 3 Tropfen Immortelle und 3 Tropfen Salbei mit 1 EL Haselnussöl mischen und die Salbe auf die gequetschte Stelle reiben.

Nachbehandlung von Wunden

Damit Ihre Wunde gut verheilt und keine Narbe bildet, mischen Sie 8 Tropfen Geranium, 4 Tropfen Neroli, 4 Tropfen Narde und 5 Tropfen Lavendel vera mit 30 ml Hagebuttenkernöl und 20 ml Weizenkeimöl. Geben Sie die Salbe zwei Mal täglich auf die abheilende Wunde.

Erste Hilfe bei kleinen Wunden

Stellen Sie ein Konzentrat aus 40 Tropfen Lavendel vera und 20 Tropfen Teebaum her. Geben Sie einige Tropfen der Mischung auf eine saubere Kompresse oder ein Pflaster. Legen Sie die Kompress oder das Pflaster auf die Wunde. Tiefere Wunden wie Platzwunden müssen von einem Arzt versorgt werden. Aber auch bei solchen Wunden kann die oben beschriebene Erste-Hilfe-Mischung eine vorläufige Linderung verschaffen.

Längerfristige Wundbehandlung

Stellen Sie aus 10 Tropfen Teebaum, 15 Tropfen Lavendel vera, 5 Tropfen Manuka und 50 ml Johanniskrautöl ein Heilöl her. Tragen Sie die Mischung regelmäßig auf die Wunde auf. Nach einer Weile werden Sie damit auch schwer heilende und nässende Wunden in den Griff bekommen.

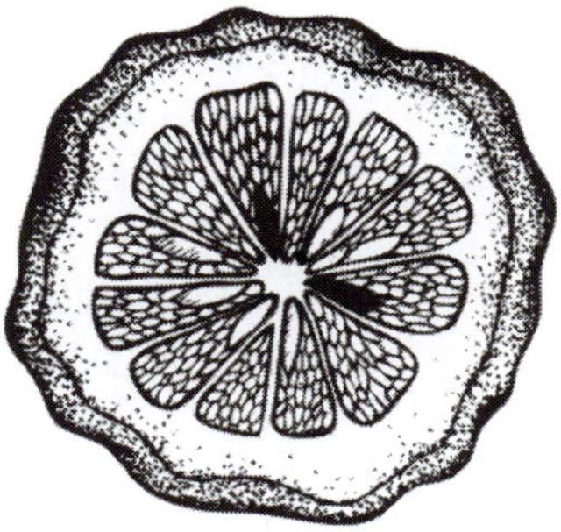

KOCHEN MIT ÄTHERISCHEN ÖLEN

Bisher bin ich vorwiegend auf die Anwendung ätherischer Öle in Form von Bädern, Massagen und zur Raumbeduftung eingegangen. Doch naturreine Öle können Sie auch zum Verfeinern von Speisen verwenden. Vielleicht haben Sie in diesem Zusammenhang den Begriff Aromaküche schon einmal gehört. Das Kochen und Backen mit ätherischen Ölen ist ein Fest für die Sinne und kann eine verführerische Wirkung haben. Es reicht nur eine geringe Menge, um Ihrer Kochkunst den letzten Schliff zu verleihen und eine große Wirkung für Ihre Gesundheit zu erzielen. Doch bevor ich Ihnen eine Reihe leckerer und heilsamer Rezepte vorstelle, möchte ich Sie mit den Grundlagen der Aromaküche vertraut machen.

GRUNDLAGEN DER AROMAKÜCHE

Verwenden Sie zum Kochen und Backen ausschließlich naturreine ätherische Öle, die möglichst aus biologischem Anbau stammen. Dosieren Sie immer sehr sparsam. Oft reichen nur ein bis zwei Tropfen eines Öls, um den Speisen das gewünschte Aroma zu verleihen. Geben Sie die ätherischen Öle nicht unverdünnt in Ihre Gerichte. Genau wie bei den meisten Anwendungen auf der Haut ist auch beim Kochen das Verdünnen absolut notwendig, da die ätherischen Öle ein extrem starkes Aroma haben. Schließlich besitzt nur ein Tropfen Rosenöl das Aroma von 30 Rosen.

Wenn Sie also ein ätherisches Öl unverdünnt verwenden möchten, dann fahren Sie mit einem Zahnstocher in die Flasche mit dem betreffenden Öl und tauchen ihn anschließend in das Getränk oder die Speise.

In der Regel werden Sie die ätherischen Öle aber verdünnen, bevor Sie Ihre Speisen damit aromatisieren. Wie Sie bereits wissen ist Wasser nicht das geeignete Medium, um ätherische Öle zu verdünnen, das diese dann nur an der Oberfläche schwimmen würden. Sie müssen die Öle zunächst emulgieren. Als Emulgatoren eignen sich hochwertige Speiseöle, Honig, Zucker, Salz oder Sahne. Wenn Sie die ätherischen Öle öfter zum Kochen verwenden wollen, empfehle ich, eine Ölmischung in einer großen Flasche herzustellen. Wo und wie lange Sie diese aufbewahren können, erfahren Sie im Kapitel „Ordnungsgemäße Lagerung von ätherischen Ölen“. Wählen Sie für Ihre Ölmischungen am besten dunkle Flaschen. Welche Mischungen Sie herstellen können, erfahren Sie im nächsten Kapitel.

KULINARISCHE MISCHUNGEN

Zur Herstellung eines Würzöls reichen 5 bis 15 Tropfen ätherisches Öl auf 50 ml Basisöl. Zitrusöle können Sie etwas höher dosieren und bis zu 20 Tropfen in 50 ml Basisöl geben. Intensive Öle wie Kreuzkümmel, Zimt oder Nelke sollten Sie äußerst sparsam verwenden und nur 1 bis 2 Tropfen in ein Speiseöl geben.

ÄTHERISCHE ÖLE ZUM KOCHEN

Folgende Öle geben gekochten Gerichten den letzten Schliff:

Basilikum

Dieses würzige Öl passt hervorragend zu mediterranen Speisen wie Pizzas, Nudeln oder Salaten. Basilikum wirkt aufmunternd, entspannend und sorgt für eine optimale Bekömmlichkeit der Speisen.

Ingwer

Ingweröl passt sehr gut zu asiatischen Gerichten. Es regt den Appetit an, wärmt und fördert die Bekömmlichkeit der Speisen.

Kardamon

Kardamon beruhigt den Magen-Darm-Trackt und hilft bei der Verdauung. Darüber hinaus besitzt es einen süßlich-scharfen Geschmack, das zum Beispiel herzhaften Currygerichten oder Broten eine besondere Note verleiht. Aber auch in Süßspeisen und Plätzchen ist Kardamon ein Highlight.

Rosmarin

Rosmarin wärmt und kurbelt den Kreislauf an. Verwenden Sie es vor allem für warme, gegarte Speisen.

Zitrone

Natürlich können Sie für alle Gerichte auch frische Zitrone verwenden. Sollten Sie einmal keine Zitronen im Haus haben, ist naturreines Zitronenöl eine gute Alternative. Zitrone passt zu Salatdressings, erfrischenden Getränken und Tees sowie zu gekochten Gerichten, vor allem Fisch.

ÄTHERISCHE ÖLE ZUM BACKEN

Die fruchtig-süßen Aromen folgender Öle geben Gebäck und Süßspeisen die besondere Note:

Orange und Zitrone

Mit der spritzig fruchtigen Note können Sie Orangenöl oder Zitronenöl für Kuchen, Kekse, Kuchenglasuren oder Cocktails verwenden.

Vanille

Es gibt kaum eine Süßspeise, zu der nicht Vanille passt. Ob Kuchen, Kekse oder Desserts: Vanille darf in der Küche einfach nicht fehlen.

Lavendel

Auch Lavendel kann Kuchen, Torten, Glasuren und Keksen das besondere Etwas geben. In Kapitel „Kochrezepte“ habe ich für Sie viele Rezepte mit Lavendelöl zusammengestellt.

WÜRZMISCHUNGEN MIT ÄTHERISCHEN ÖLEN

Italienisches Würzöl

Diese Mischung passt hervorragend zu mediterranen Speisen und Salaten.

Sie vermengen:

- 50 ml hochwertiges Speiseöl (z.B. Olivenöl)
- 3 Tropfen Rosmarinöl
- 3 Tropfen Basilikumöl
- 3 Tropfen Oreganoöl (oder Majoranöl)
- 5 Tropfen Zitronenöl

Spanisches Würzöl

Wenn Sie gerne spanische Gerichte kochen, ist dieses Aromaöl ein absolutes Muss.

Sie mischen:

- 50 ml Olivenöl
- 2 Tropfen Rosmarinöl
- 1 Tropfen Oreganoöl
- 2 Tropfen Mandarinenöl

Asiatische Ölmischung

Das ist eine Mischung für Fans des asiatischen Essens.

Sie mischen:

- 50 ml Sesamöl
- 1 Tropfen Ingweröl
- 1 Tropfen Kardamonöl
- 2 Tropfen Lemongrasöl

Zitronenöl

Diese Mischung können Sie für Salatsoßen oder zum Backen verwenden.

Sie mischen:

- 50 ml Olivenöl
- 20 Tropfen Zitronenöl (alternativ Orangenöl)

Vanilleöl

Diese leckere Mischung gibt Kuchen, Desserts, Milch und Eis den letzten aromatischen Schliff.

Sie mischen:

- 40 ml Mandelöl, süß
- 16 Tropfen Vanilleextrakt

Kakaoöl

Diese Mischung können Sie zum Backen, für Desserts und Eis verwenden.

Sie mischen:

- 40 ml Mandelöl, süß
- 16 Tropfen Kakaoextrakt

Aromatischer Honig

Diese würzige Honigmischung können Sie für Tees, Desserts, Cocktails oder Müslis verwenden.

Sie mischen:

- 50 g Honig (z.B. Akazienhonig)
- 1 Tropfen Zimtöl
- 1 Tropfen Bergamotteöl
- 2 Tropfen Mandarinenöl
- 3 Tropfen Vanilleextrakt
- 5 Tropfen Orangenöl

Lavendelöl

Auch diese Mischung ist vielseitig einsetzbar. Vor allem passt sie zu Süßspeisen.

Sie mischen:

- 50 ml Basisöl, mild (z.B. Rapsöl)
- 3 Tropfen Lavendelöl

KOCHREZEPTE

In diesem Kapitel finden Sie eine Vielzahl leckerer Rezepte zum Kochen und Backen mit allen ätherischen Ölen, die ich in Kapitel „Kulinarische Mischungen" vorgestellt habe. Eine bewusste Ernährung mit frischen, natürlichen Zutaten sowie naturreinen ätherischen Ölen, stärkt nicht nur das Immunsystem, sondern hilft auch beim Abnehmen und bei der Regulierung des Hormonhaushaltes. Alle Systeme von Körper und Geist hängen miteinander zusammen. Wenn Sie sich gesund ernähren, werden Sie auf natürliche Weise abnehmen. Ein stärkeres Immunsystem und ein ausbalancierter Hormonhaushalt sind dann die positiven Nebenwirkungen.

Es sind vorwiegend die Auszugsmehle, der industriell raffinierte Zucker und die künstlichen Zusatzstoffe, die zu Übergewicht führen. Wenn Sie natürliche Zutaten beim Kochen und Backen sowie die hochkonzentrierten Pflanzenessenzen verwenden, wird Ihr Körper immer weniger nach künstlichen Fetten und Zuckern verlangen. Sie werden ein anderes Gefühl für sich, und was Sie wirklich für Ihre Gesundheit brauchen, bekommen. Ich wünsche Ihnen viel Freude beim Ausprobieren meiner Rezepte, die ausschließlich aus natürlichen Zutaten bestehen!

GEWÜRZE, SUPPEN UND SOßEN

Hummus selbstgemacht

Zutaten:

500g Kichererbsen (weichen Sie diese über Nacht in Wasser ein)
250g Tahin
1-2 TL Salz
1 TL Kreuzkümmel
1-3 Tropfen Zitrone
1-3 Tropfen Euro Asia
2-3 Tropfen Limette
1-2 Zitronen (Saft)

Zubereitung:

Nehmen Sie ein Sieb zur Hand und spülen die Kichererbsen gut ab. Anschließend kochen Sie diese für etwa 3 Stunden weich. Schöpfen Sie den Schaum, der entsteht, immer wieder ab. Gießen Sie dann die Kichererbsen ab und lassen diese erkalten. Pürieren Sie die Kichererbsen im Mixer glatt. Geben Sie anschließend Würzöle, Tahin, Kreuzkümmel, Salz und Zitronensaft hinzu und mischen Sie die Zutaten kurz unter. Die Masse darf dabei nicht erhitzen.

Fruchtsirup

Zutaten:

250ml Ahornsirup
3 Tropfen Vanilleextrakt
2 Tropfen Mandarine rot
3 Tropfen Orange
1 Tropfen Bergamotte

Zubereitung:

Vermischen Sie alles miteinander und schütteln es durch gut. Lassen Sie den Sirup einige Tage durchziehen.

Rosenzucker

Zutaten:

Eine Hand voll rote Rosenblütenblätter

250g Birkenzucker

2 Tropfen Rose afghanisch 10% Öl

Zubereitung:

Ernten Sie die Rosenblütenblätter an einem sonnigen Tag. Überprüfen Sie die Blätter auf Insekten und trocken Sie die Blätter an einem warmen, schattigen Ort. Zerreiben Sie die Rosenblätter nach dem Trocknen in einem Mörser und mischen Sie die Blätter mit Zucker.

Benetzen Sie ein Glas mit Schraubverschluss innen mit dem Öl und drehen Sie es so, dass sich das Öl gut verteilt. Geben Sie die Zuckermischung hinein, verschließen das Glas und schütteln es. Nach etwa 3 bis 4 Tagen ist der Rosenzucker fertig.

Grüne Sauce mit Frühlingskräutern & Zitrusfrische

Zutaten:

1 Handvoll frische Kräuter

2 EL Kräutergarten bio Würzölmischung

2-3 Tropfen Zitronenöl

1 Tropfen Bergamottenöl

250 g Joghurt

2-3 hartgekochte Eier

1 Prise Kräutersalz und Pfeffer

Zubereitung:

Wiegen Sie die Kräuter auf einem mit Zitronenöl beträufelten Küchenbrett. Danach pürieren Sie die Masse im Mixer fein. Vermischen Sie Bergamottenöl, Kräutergarten Würzölmischung und Joghurt miteinander. Anschließend verrühren Sie die Masse mit dem Kräuterpüree. Schmecken Sie alles mit Pfeffer und Kräutersalz ab. Die hart gekochten Eier schneiden Sie in kleine Würfel und ziehen diese unter die Sauce.

Gemüse-Kokoscreme-Suppe

Zutaten für 2 Personen:

1 große Süßkartoffel
½ Stange Porree
200g Erbsen
½ Fenchelknolle
½ Dose Kokosmilch
Gemüsebrühe
½ bis 1½ Tropfen Pfeffer grün
Würzölmischung Kräutergarten
1½ Tropfen Zitronenöl
Bio-Gemüsechips nach Belieben

Zubereitung:

Putzen, waschen und zerteilen Sie das Gemüse. Geben Sie die dicke Kokoscreme, die sich auf der Kokosmilch absetzt, in einen Topf und lassen diese schmelzen. Schwitzen Sie das Gemüse mit Kokosmilch an und geben so viel Gemüsebrühe dazu, bis alles bedeckt ist. Lassen Sie alles für 15 Minuten köcheln und ziehen Sie es dann glatt. Schmecken Sie die Suppe mit der Würzölmischung dem Pfeffer und Zitronenöl ab.

Servieren Sie die Suppe bei Bedarf mit Gemüse-Chips.

Erbsen-Minz-Cremesuppe

Zutaten für 2 Personen:

375g Erbsen
½ bis 1 Zwiebeln
½ Handvoll abgespülte Cashewkerne, die vorher mehrere Stunden eingeweicht wurden.
½ Handvoll frische Minze
Gemüsebrühpulver exklusive Zusatzstoffe und Zucker
Saft von ½ Zitrone
2 Tropfen Zitrone
½ Tropfen Minze
½ EL Kokosöl
Pfeffer

Zubereitung:

Schneiden Sie die Zwiebeln klein und rösten diese in Kokosöl an. Geben Sie die Cashews und die Erbsen dazu. Füllen Sie mit Brühe auf, bis alles nur knapp bedeckt ist und lassen Sie es für 10 Minuten köcheln. Geben Sie ätherische Öle, Zitronensaft und Minze dazu. Pürieren Sie alles direkt mit einem Pürierstab cremig und fein. Schmecken Sie nach Belieben ab.

Kürbiscremesuppe

Zutaten:
500 g Kürbis, in Würfel geschnitten
2 Kartoffeln
2 bis 3 Karotten
1 Zwiebel
1 EL Kokosöl
Meersalz mit Kräutern und Blüten (gibt es fertig zu kaufen)
Pfeffer
Muskat
1 EL Sauerrahm
2 Tropfen ätherischer Kurkuma-Extrakt

Zubereitung:

Schwitzen Sie die Zwiebel im Kokosöl an. Fügen Sie Kartoffeln und Karotten hinzu und rösten Sie alles etwas an. Geben Sie die Kürbiswürfel und so viel Wasser hinzu, dass alles gut bedeckt ist. Lassen Sie nun das Gemüse etwa 20 Minuten auf kleiner Flamme weich köcheln.

Nehmen Sie die Kürbissuppe vom Herd. Pürieren Sie alles und schmecken Sie es mit Meersalz, Pfeffer und etwas Muskat ab.

Träufeln Sie das Kurkuma-Extrakt in den Sauerrahm und geben Sie es in die Suppe. Garnieren Sie nun die Kürbissuppe nach Belieben mit Kräutern und einem Klecks Sauerrahm.

Aroma Kräuterbutter

Zutaten:
100g Butter oder Pflanzenmargarine
1 TL Kräutersalz
1/2 Knoblauchzehe
8 Tropfen Zitronenöl
4 Tropfen Rosmarinöl
Pfeffer oder Chilipulver nach Belieben

Zubereitung:

Stellen Sie Butter oder Pflanzenmargarine warm und rühren diese anschließend in einer Schale cremig. Schneiden Sie die Knoblauchzehe fein. Streuen Sie anschließend das Kräutersalz mit der Messerkante darüber und zerdrücken es. Geben Sie den Knoblauch, das Zitronenöl und das Rosmarinöl in die Butter und verrühren alles. Würzen Sie anschließend je nach Belieben mit Chilipulver oder Pfeffer ab.

Pastinakencremesuppe

Zutaten:
1 EL Kokosöl
1 Zwiebel
2 bis 3 Zehen Knoblauch
1 bis 2 Pastinaken
1 mehlige Kartoffel
2 Karotten
1 kleiner Apfel
1 TL Meersalz (fein)
2 Tropfen Kurkumaöl
½ TL Currypulver
ca. 100 ml Kokosmilch
Meersalz mit Chili und Cayennepfeffer (gibt es fertig zu kaufen)
Pfeffer

Zubereitung:

Rösten Sie Zwiebel und Knoblauch in Kokosöl an. Schälen Sie die Pastinaken, die Kartoffel, die Karotten und den Apfel. Schneiden Sie diese in kleine Stücke und braten Sie sie mit an. Löschen Sie anschließend alles im Topf mit Wasser ab, sodass es gut bedeckt ist. Lassen Sie die Zwiebel-Gemüse-Mischung auf kleiner Flamme köcheln, bis sie weich ist. Nehmen Sie dann den Topf von der heißen Herdplatte und pürieren sie alles. Mischen Sie das Meersalz mit dem Kurkumaöl und geben Sie es in die Suppe. Fügen Sie das Currypulver hinzu. Rühren Sie nun die Kokosmilch unter. Würzen Sie nach Belieben mit dem Chili-Cayennepfeffer-Meersalz und dem Pfeffer. Zum Schluss können Sie noch frische Kräuter über die Suppe streuen.

Zitrusvinaigrette

Zutaten:
Olivenöl
1 kleine Knoblauchzehe (durch die Knoblauchpresse gedrückt)
1 Tropfen Mandarinenöl
1 Tropfen Zitrone
weißer Balsamico-Essig oder Weißwein-Essig
Salz
Pfeffer

Zubereitung:

Vermischen Sie die Zutaten. Die Vinaigrette passt zum Beispiel zu Rucolasalat oder Eisbergsalat.

Kräutersoße

Zutaten für 4 Personen:

½ Becher Naturjoghurt
½ Becher Sauerrahm
Oreganoöl
Rosmarinöl
Thymianöl
Salz
Pfeffer
Petersilie

Zubereitung:

Mischen Sie den Joghurt mit dem Sauerrahm und mengen Sie feingeschnittene Petersilie unter. Geben Sie nach Geschmack Salz und Pfeffer hinzu. Tunken Sie mit je einem Zahnstocher kurz in das Oreganoöl, Rosmarinöl und Thymianöl ein und tauchen Sie den Zahnstocher in die Kräutersoße. Lassen Sie die Soße eine halbe Stunde ziehen und würzen Sie dann eventuell mit Salz und Pfeffer nach. Wenn Ihnen die Soße nicht intensiv genug nach Oregano, Rosmarin oder Thymian schmeckt, können Sie die Zahnstochermethode mit dem jeweiligen Öl noch einmal wiederholen.

Die Kräutersoße passt gut zu Fondue oder Raclette

VORSPEISEN

Apfel-Chutney

Zutaten:
2 Äpfel (ca. 100 g)
1 Knoblauchzehe
1 Zwiebel (ca. 75 g)
1 EL Öl zum Anbraten
2 EL Rohrohrzucker
25 ml Apfelessig
1 Prise Salz
75 ml Apfelsaft
1 TL Pektin
1 Tr. Limette Bio-Aroma
2 Tr. Orange Bio-Aroma
1 Tr. Rosmarin-Aroma

Zubereitung:

Waschen Sie die Äpfel und schneiden Sie diese in kleine Würfel. Schneiden Sie Knoblauch und Zwiebel in feine Stücke und braten diese in Öl kurz an. Geben Sie Rohrohrzucker darüber. Streuen Sie etwas mehr davon hinein und rühren es unter, sodass der Zucker karamellisiert. Geben Sie nun Salz, Apfelessig, Apfelsaft und Apfelwürfel dazu und lassen alles für ca. 10 Minuten dünsten, bis die Stückchen nicht mehr hart sind. Anschließend können Sie das Petkin dazugeben und lassen alles nochmals kurz aufkochen. Danach lassen Sie alles etwas abkühlen, bevor Sie Orange, Limette und Rosmarin Bio-Aroma dazu tropfen und alles gut unterrühren.

Frischer Ziegenkäse mit Frühsommeraromen

Zutaten:
Ziegenkäse
1 EL Olivenöl
1 Tr. ätherisches Mandarinenöl oder ätherisches Grapefruitöl

Zubereitung:

Übergießen Sie den frischen Ziegenkäse mit etwas Würzöl. Dieses haben Sie vorher aus 1 Tropfen ätherischem Mandarinen- oder Grapefruitöl und 1 EL Olivenöl hergestellt.

Avocadosalat mit Shrimps und Limettenöl-Dressing

Zutaten für vier Personen:

2 reife Avocados
2 rote Paprikaschoten
2 grüne Paprikaschoten
schwarze Oliven (entkernt aus dem Glas)
2 kleine rote Zwiebel
240 g Gouda
400 g Shrimps, gekocht
Für die Marinade:
8 EL Balsamico-Essig
2 Prisen Meersalz
2 Prisen schwarzer Pfeffer
16 EL Olivenöl
3-4 Tr. Limettenöl

Zubereitung:

Halbieren und entkernen Sie die Avocado und lösen Sie das Fruchtfleisch heraus. Anschließend schneiden Sie es in kleine Würfel. Waschen, entkernen und schneiden Sie die Paprikaschoten in kleine Würfel. Gleiches gilt für die Oliven. Schälen Sie die Zwiebeln und schneiden Sie diese möglichst klein. Zum Schluss schneiden Sie den Gouda würfelartig.

Für die Zubereitung der Marinade geben Sie Balsamico Essig, Pfeffer und Salz in eine Schüssel und verrühren die Menge mit einem Quirl. Emulgieren Sie das ätherische Limettenöl mit dem Olivenöl. Geben Sie die Mischung anschließend zum Balsamico Essig hinzu und verquirlen alles nochmals.

Geben Sie nun die Shrimps und alle anderen vorbereiteten Produkte in eine Schüssel und vermengen diese. Anschließend sollte der Salat für 2 bis 3 Stunden im Kühlschrank ziehen. Der Salat kann eine halbe Stunde vor dem Anrichten aus dem Kühlschrank entnommen werden. Richten Sie das Gericht auf Avocadoschalen oder kleinen Schüsseln an. Sie können zusätzlich zum Anrichten ein Toasteckchen nutzen.

Summerrolls mit Erdnussdip

Zutaten für 4-6 Personen:

2 Pakete große runde Reispapierblätter, es sollten ca. 15 Platten drin sein
500g Erdnussmus
2 rote Paprika
einige Salatblätter
2 kleine Stauden Chicoree
2 Bund Koriander
2 Bund Minze
2 große Karotten
2 Mangos
2 reife Avocados
etwas Limettensaft
Tamari Sojasauce
Würzölmischung Asia
2 Tropfen Limettenöl

Zubereitung:

Waschen Sie alles Obst und Gemüse und schneiden Sie es in kleine Streifen. Geben Sie jede Zutat in ein separates Schüsselchen. Legen Sie ein großes Holzbrett bereit und füllen Sie eine große Schüssel mit lauwarmem Wasser. Weichen Sie eine Reisteigplatte in Wasser ein, bis sie elastisch ist. Heben Sie diese dann vorsichtig aus dem Wasser heraus und breiten Sie sie auf dem Brett aus. Verteilen Sie nun mittig etwas von allen vorbereiteten Zutaten sowie Minze und Koriander. Benetzen Sie alles mit der Würzölmischung Asia. Schlagen Sie die Seiten ein, danach das obere Stück. Rollen Sie den Rest fest ein und legen Sie die Summerroll mit der Naht nach unten auf einen Teller. So verfahren Sie weiter, bis alle Teigblätter aufgebraucht sind.

Geben Sie für den Dip Erdnussmus in eine Schüssel und rühren Sie das Mus mit Tamari, 6 bis 8 Spritzern Asia Würzölmischung, Limettensaft und Limettenöl glatt. Bei Bedarf können Sie etwas Wasser hinzugeben.

HAUPTGERICHTE

Pasta Italiano

Zutaten:

2 Knoblauchzehen
1 Zwiebel
50 g Tomaten (getrocknet)
1/2 Bund Frühlingszwiebeln
125 ml Wasser
2 EL Öl
4 große Tomaten
1 Paprika rot
Pfeffer und Kräutersalz nach Belieben
50 ml Sahne oder Hafersahne
1 Tr Oregano Bio-Aroma
1 Tr. Lavendel Bio-Aroma
1 Tr.Basilikum Bio-Aroma
50 g entkernte Oliven oder Kapern
25 g Pinienkerne
Parmesan nach Belieben
Basilikumblätter als Deko
250 g Spirelli

Zubereitung:

Schneiden Sie die getrockneten Tomaten klein und weichen Sie diese anschließend für 2 Stunden in 125 ml Wasser ein. Schneiden Sie die Frühlingszwiebeln, Zwiebeln und die Knoblauchzehen und braten diese in Öl kurz an. Danach schneiden Sie die Paprika in Stücke und geben sie zu den Zwiebeln. Lassen Sie die Paprika mit anbraten. Geben Sie dann die geschnittenen Tomaten und die getrockneten Tomaten mit Einweichwasser dazu. Rühren Sie alles gut um und lassen Sie alles für ca. 10 Minuten kochen. Würzen Sie mit Pfeffer und Kräutersalz ab. Danach geben Sie Hafersahne und Oregano, Basilikum und Lavendel Bio-Aroma dazu und pürieren alles gut. Fügen Sie die Kapern oder Oliven dazu und rühren nochmals gut um.

Kochen Sie nun die Spirelli nach Packungsanleitung mit Öl und Salz. Verteilen Sie die Spirelli auf die Teller und geben Sie die Sauce darüber. Sie können nun noch mit Pinienkernen oder Parmesan verfeinern. Verteilen Sie pro Teller ein Basilikumblatt als Deko.

Gnocchi Bella Italia

Zutaten:

400 g Gnocchi

1 EL Kokosöl

1 Dose Tomatenwürfel

150 ml Sahne

1 TL Chili Gewürzöl (aus dem Bioladen oder Reformhaus)

1 TL Bella Italia Gewürzöl (aus dem Bioladen oder Reformhaus)

1 bis 2 Tropfen Basilikumöl

Meersalz mit Knoblauch und Petersilie (gibt es fertig zu kaufen)

Pfeffer

150 g Mozzarella

Zubereitung:

Braten Sie die Gnocchi in etwas Kokosöl leicht an und geben Sie sie in eine Auflaufform. Erwärmen Sie die Sahne in einem Topf und schlagen Sie sie mit dem Schneebesen etwas auf. Geben Sie die Tomatenwürfel, die Gewürzöle Chili und Bella Italia, sowie zunächst 1 Tropfen Basilikumöl hinzu. Schmecken Sie die Soße lieber erst etwas ab, bevor Sie noch einen Tropfen Basilikumöl hinzugeben (eventuell reicht bereits 1 Tropfen).

Würzen Sie nun nach Geschmack mit dem Knoblauch-Petersilien-Meersalz und dem Pfeffer nach. Gießen Sie die Soße über die Gnocchi in der Auflaufform. Bestreuen Sie alles mit dem Mozzarella und backen Sie das Gnocchi-Gericht für 20 Minuten bei 200 Grad im Backofen.

Würzige Kürbistarte

Zutaten:

Für den Teig:

280 g Mehl (Vollkorn)
¼ TL feines Salz
50 ml Nussöl Macadamia
180 ml heißes Wasser

Für den Belag:

Kürbis mit circa 500 g
6 Tropfen Rosmarinöl
1 EL Kokosöl
3 Tropfen gepresster Ingwer
Pfeffer und Meersalz (mit Kräutern und Algen)
2 Eier Größe M
100 ml Milch
gegebenenfalls Sahne
2 EL geriebener Parmesankäse
150 g Bergkäse

Zubereitung:

Öl und Wasser für etwa 60 Sekunden mit dem Mixer mischen, bis das Gemenge dickflüssig ist. Das Mehl und das Meersalz vermengen. Vermengen Sie die Wasser-Öl-Mischung mit dem Mehl und dem Salz und kneten Sie es durch.

Rollen Sie den Teig aus und legen Sie ihn auf ein hohes Backblech. Stellen Sie ihn kühl.

Für die Füllung schneiden Sie den Kürbis in Würfel und braten ihn kurz im Kokosöl an. Schmecken Sie die Kürbisstücke mit Meersalz und Pfeffer ab.

Verquirlen Sie die Eier und geben Sie Rosmarinöl, Ingweröl, Milch, Sahne und Parmesan hinzu. Verrühren Sie alles gut miteinander.

Verteilen Sie nun die Kürbisstücke auf dem Teig und gießen Sie die Eier-Milch-Masse darüber. Reiben Sie den Bergkäse auf die Kürbistarte.

Geben Sie die Tarte bei 170 Grad für 20 bis 30 Minuten in den Backofen. Wenn der Käse eine schöne Farbe hat, ist die Tarte fertig.

Welsfilet in Prosecco-Dill-Soße

Zutaten für 4 Personen:
4 Welsfilets
Salz
Pfeffer
Für die Soße:
2 kleine Schalotten
60 g Butter
2 cl Noilly Prat (Wermut aus Frankreich)
160 ml Prosecco
400 ml Fisch- oder Hummerfond
4 Tr. Dillöl
160 ml Sahne
40 g eiskalte Butter
2 Prisen Salz
2 Prisen Pfeffer

Zubereitung:

Schälen Sie die Schalotte für die Soße und schneiden Sie diese in Würfel. Löschen Sie mit dem Noilly Prat ab und lassen Sie die Flüssigkeit reduzieren. Geben Sie zunächst den Prosecco, danach den Hummer- oder Fischfond dazu und lassen Sie die Flüssigkeit etwa ein Drittel einkochen. Dann passieren Sie die Soße durch ein feines Sieb.

Pfeffern und salzen Sie die Welsfilets und geben Sie diese in eine feuerfeste Form. Übergießen Sie alles mit der Prosecco-Schalotten-Soße und decken Sie anschließend die Form mit gebuttertem Backpapier ab. Lassen Sie dann alles im vorgeheizten Ofen bei 180 Grad für 10 Minuten garen.

Emulgieren Sie nun das ätherische Dillöl mit Sahne und rühren Sie es unter die restliche Soße. Anschließend schneiden Sie die kalte Butter in kleine Stücke und rühren diese mit einem Schneebesen unter. Würzen Sie dann mit Salz und Pfeffer. Rühren Sie die Soße mit dem Stabmixer schaumig auf. Danach servieren Sie die Soße zum fertigen Welsfilet.

Rosmarin-Fischspieße

Zutaten:
800 Gramm Schwertfisch- oder Thunfischfilets
Marinade
2 Zitronen
Salz
8 Pfefferminzblätter (klein geschnitten)
8 Tropfen Zitronenöl (ätherisch)
6 Tropfen Pfefferminzöl (ätherisch)
6 Tropfen Pfefferöl (ätherisch)
3 grüne Paprikas
16 Kirschtomaten
8 Rosmarin (holzig, gerade gewachsen)
6 EL Olivenöl (kaltgepresst)
3 EL Olivenöl (oder Rapsöl)
3 Tropfen Pfefferminzöl

Zubereitung:

Schneiden Sie die Fischfilets in 24 würfelige Stücke.

Für die Marinade:

Pressen Sie die Zitronen aus und mischen den Saft mit Pfefferminzblättchen, Salz, Minzöl, Zitronenöl und Pfefferöl. Legen Sie die Fischwürfel in die Marinade und achten Sie darauf, dass alle Würfel gut bedeckt sind. Danach lassen Sie alles abgedeckt für 1 Stunde im Kühlschrank ziehen. In dieser Zeit können Sie Wasser zum Kochen bringen.

Anschließend die grünen Paprika abspülen, entkernen und vierteln. Schälen Sie die Viertel mit einem Sparschäler und halbieren die Paprikaviertel dann quer. Kochen Sie die Paprikastücke etwa 2 Minuten vor. Nach der Kochzeit nehmen Sie sie heraus, spülen sie kalt ab und lassen sie abtropfen. Spülen Sie die Kirschtomaten ab.

Nehmen Sie die Fischfilets aus dem Kühlschrank. Spießen Sie abwechselnd Kirschtomaten, Fischwürfel und grüne Paprikastücke auf die gerade gewachsenen Rosmarinzweige. Die Nadeln dürfen dabei dran bleiben. Bestreichen Sie die Spieße mit der restlichen Marinade. Erhitzen Sie kaltgepresstes Olivenöl und braten Sie die Fischspieße darin für rund 10 Minuten. Wenden Sie die Spieße mehrmals. Kurz vorm Servieren können Sie die Spieße mit Minzöl bestreichen.

Aromatische Gemüsepuffer

Zutaten für 2 Personen:

1½ mittelgroße Kartoffeln

250g Möhren

½ große Rote Zwiebel

1½ EL Hefeflocken oder geriebener Hartkäse

2 gehäufte EL Mehl

1 Ei

Salz

1½ Tropfen Pfeffer grün

½ Tropfen Pfefferminzöl

½ TL Würzölmischung Kräutergarten

1 EL Kokosöl

Zubereitung:

Reiben Sie grob Zwiebeln, Karotten, Kartoffeln und falls verwendet den Käse. Vermischen Sie alle anderen Zutaten mit den zuvor geriebenen Lebensmitteln. Backen Sie in Kokosöl dünne Gemüsepuffer goldbraun aus.

Puten-Paprika-Spieße

Zutaten (für 20 Spieße):

700 g Putenfilet
2 Zwiebeln
2 gelbe Paprika
6 EL Olivenöl
2 EL Birkenzucker
Saft einer ganzen Zitrone
6 Tropfen Fruchtschalenmix
6 Tropfen Thymianöl
6 Knoblauchzehen
Meersalz mit Blüten und Kräutern
Etwas Pfeffer
Etwas Paprikapulver

Zubereitung:

Schneiden Sie das Putenfilet in etwa 2 cm große Würfel. Für die Marinade vermengen Sie Olivenöl, Birkenzucker, Zitronensaft und den klein geschnittenen Knoblauch miteinander. Fügen Sie den Fruchtschalenmix und das Thymianöl hinzu und verrühren Sie alles kräftig. Würzen Sie nach Geschmack mit Meersalz, Pfeffer und etwas Paprikapulver.

Geben Sie das gewürfelte Putenfleisch in die Marinade und vermengen Sie alles gut miteinander. Stellen Sie das Gemisch kühl und lassen Sie es für 5 bis 8 Stunden durchziehen.

Schneiden Sie die gelbe Paprika und die Zwiebeln in etwa 2 cm große Stücke. Stecken Sie nach dem Marinieren nun Putenfleisch, Paprika und Zwiebeln abwechselnd auf die Spieße.

Braten Sie die Spieße an oder legen Sie sie auf den Grill.

Zucchini-Nudeln mit veganer Bolognese

Zutaten:
Für die Bolognese:
Kokosöl
2 Zwiebeln
Eine Sellerie
6 bis 8 Pastinaken
10 Karotten
10 Tomaten
3 bis 4 TL Gewürzöl Bella Italia
Meersalz mit Kräutern und Algen
Etwas Pfeffer
Für die Nudeln:
4 kleine Zucchinis oder eine Große
Meersalz mit Kräutern und Knoblauch

Zubereitung:

Schneiden Sie das Gemüse in kleine Würfel. Braten Sie zunächst die Zwiebel in Kokosöl an und fügen Sie anschließend das restliche Gemüse hinzu. Rösten Sie alles ein wenig.

Löschen Sie alles mit etwas Wasser oder Tomatensaft ab und lassen Sie das Gemüse so lange köcheln, bis es bissfest ist. Würzen Sie zum Schluss alles mit dem Bella Itaila Gewürzöl, Salz und Pfeffer.

Für die Nudeln schälen Sie die Zucchinis und schneiden sie mit einem Spiralschneider in feine Streifen. Braten Sie die Zucchinistreifen kurz in Kokosöl an und würzen Sie sie mit dem Knoblauch-Kräuter-Meersalz. (Alternativ können Sie mit einfachem Meersalz und 1 bis 2 Zehen frischem, fein geschnittenem Knoblauch würzen.)

Kartoffel-Wedges

Zutaten:

800 g Kartoffeln (festkochend)
3 EL Pflanzenöl
3 Tropfen ätherisches Öl (Rosmarin)
Meersalz mit Cayennepfeffer und Chili
2 Rosmarinzweige
2 Thymianzweige

Zubereitung:

Kochen Sie die Kartoffeln mit der Schale für etwa 15 Minuten. Heizen Sie den Backofen auf 200 Grad vor.

Schneiden Sie die Kartoffeln in Spalten und legen Sie sie auf ein mit Backpapier ausgelegtes Backblech. Vermengen Sie das Pflanzenöl mit dem ätherischen Rosmarinöl und träufeln Sie es über die Kartoffeln. Würzen Sie kräftig mit dem Chili-Cayennepfeffer-Meersalz (oder mit Salz, Chili und Cayennepfeffer). Wenn Sie frischen Rosmarin und Thymian zu Hause haben, legen Sie die Rosmarin- und Thymianzweige hinzu. Backen Sie die Kartoffelspalten für 15 bis 20 Minuten bei 200 Grad im Backofen, bis sie schön knusprig sind.

Sie können die Kartoffelspalten als Einzelgericht oder als Beilage servieren. Sie passen gut zu gegrilltem Gemüse oder Fleisch, Kräuterquark und Salaten.

Kaiserschmarrn mit Zwetschgenröster

Zutaten für 4 Personen:

8 Eier
2 EL Kokosöl
12 El Dinkelmehl
4-6 El Birkenzucker, oder andere Zuckeralternative
2 Hände voll Rosinen
2 Prisen Salz
Pflanzendrink nach Wahl
600g Zwetschgen
2 TL Zimt
6 Sprühstöße Orange Zimt-Würzöl

Zubereitung:

Trennen sie die Eier und schlagen Sie das Eiweiß mit Salz steif. Verrühren Sie in einer separaten Schüssel das Eigelb mit Mehl, Birkenzucker und dem Pflanzendrink, bis ein glatter, nicht flüssiger Teig entsteht. Heben Sie den Eischnee unter. Erhitzen Sie das Kokosöl in einem Tiegel. Geben Sie anschließend die Hälfte des Teiges in die Pfanne und lassen Sie alles etwas backen. Bestreuen Sie die Masse mit Rosinen. Wenn die Unterseite angenehm braun ist, wenden Sie den Teig in der Pfanne. Am Ende zerteilen Sie alles in der Pfanne, am besten mit zwei Pfannenwendern. Mit der zweiten Hälfte des Teiges können Sie genauso verfahren. Entsteinen Sie die Zwetschgen, schneiden diese klein und kochen sie mit wenig Wasser weich. Schmecken Sie mit Birkenzucker, Würzöl und Zimt ab.

Vanille-Lavendel-Eis auf kalter Beerensuppe

Zutaten für 2 Personen:

250 ml Vanilleeis
1 Tropfen Lavendelöl

Für die Beerensuppe:

150 g Beeren (Brombeeren, Himbeeren, Johannisbeeren, Heidelbeeren)
1-1½ EL Gelierzucker
125 ml roter Traubensaft
1-1½ blühende Zweige Zitronenthymian
ca.30 ml Grand Manier
125 ml Sahne
Lavendelblüten oder Schokoladenstreusel
Eiswaffeln zum garnieren

Zubereitung:

Lassen Sie das Vanilleeis kurz antauen und rühren Sie dann mit dem Handmixer das ätherische Lavendelöl ein. Danach stellen Sie das Eis wieder in die Kühltruhe und lassen es gefrieren. Waschen Sie die Beeren und lassen diese abtropfen. Geben Sie die Beeren in einen Topf und mischen Sie den Gelierzucker unter. Lassen Sie die Beeren 15 Minuten auf kleiner Flamme ziehen. Danach gießen Sie den Traubenzucker zu und lassen die Beeren aufkochen.

Nachdem die Beerensuppe aufgekocht ist, geben Sie Zitronenthymianzweige dazu und lassen dann die Suppe abkühlen. Nachdem die Suppe abgekühlt ist, fügen Sie den Grand Manier dazu und lassen die Suppe dann für mindestens 4 Stunden im Kühlschrank kühlen. Geben Sie einen kleinen Schöpfer der Suppe in einen Eisbecher. Anschließend geben Sie ein bis zwei Kügelchen Vanille-Lavendel- Eis darauf und richten dieses ansehnlich an. Es kann mit geschlagener Sahne, Lavendelblüten, Eiswaffeln und Schokostreuseln garniert werden.

Schokotraum mit Beerenmus

Zutaten für 3 bis 4 Portionen:

500g griechischer Joghurt oder Kokosjoghurt
75g Bitterschokolade, Kakaoanteil 75%
1-1½ EL Rohkakao Pulver
1½-2 Tropfen Kakaoextrakt
1 gehäufter EL Kokosmus
Süßmittel nach Belieben
250g Zwetschgen oder auch Beeren

Zubereitung:

Schmelzen Sie das Kokosmus zusammen mit der Schokolade in einem Wasserbad. Rühren Sie den Joghurt in einer angemessenen Schüssel glatt. Mischen Sie Rohkakao, Kakaoextrakt und Schokolade sorgfältig unter und süßen nach Bedarf. Füllen Sie die Masse in Gläser und lassen diese im Kühlschrank abkühlen. Kochen Sie die Früchte auf, bis sie weich sind und der Saft entweicht. Süßen und dicken Sie nach Belieben an. Streichen Sie die Fruchtcreme auf die Schokocreme und lassen alles gut durchkühlen.

Chiapudding in zwei Varianten

Zutaten für 2 Portionen:

½ Dose (200g) Kokosmilch

1-1½ gehäufte EL Chiasamen

Süßmittel nach Geschmack

Für den Mangopudding außerdem

½ reife Mango

½ unbehandelte Limette, davon den Saft und einen Streifen der Schale

½ Tropfen Pfefferminze

1 Tropfen Limette

Für den Schokopudding außerdem

1-1½ gehäufte EL schwach entöltes Kakaopulver

1 Tropfen Vanilleextrakt

1 Tropfen Kakaoextrakt

Zubereitung:

Für die Mangovariante nutzen Sie die Kokosmilch, geben alle Zutaten für den Mangopudding dazu und pürieren die Masse. Süßen Sie anschließend nach Belieben und rühren Sie Chiasamen unter. Lassen Sie alles 10 Minuten stehen und rühren dann nochmals alles kräftig durch. Stellen Sie die Masse über Nacht in den Kühlschrank, um alles ausquellen zu lassen.

Für die Schokovariante verwenden Sie die Kokosmilch. Geben Sie alle Zutaten für den Schokopudding dazu und pürieren alles. Süßen Sie anschließend nach Belieben. Rühren Sie die Chiasamen unter, lassen Sie alles für 10 Minuten stehen und rühren dann nochmals kräftig um. Lassen Sie über Nacht alles im Kühlschrank ausquellen.

Quinoa-Knusperriegel

Zutaten für 2 kleine Backbleche:

140g Quinoapops, oder anderes gepufftes Getreide, ohne Zuckerzusatz

140g Mandeln, Cashewkerne, Haselnüsse oder andere Nüsse

4 EL Honig, oder anderes flüssiges Süßungsmittel

8 EL Kokosöl

4 Tropfen Vanilleextrakt

2 Prisen Meersalz

Zubereitung:

Erwärmen Sie den Honig und das Kokosöl vorsichtig. Geben Sie Vanilleextrakt dazu und verrühren alles gut. Hacken Sie die Nüsse klein, aber nicht fein. Vermischen Sie alle Zutaten und geben Sie die Masse auf zwei Backbleche oder Auflaufformen mit Backpapier. Drücken Sie die Masse mit einem feuchten Löffelrücken fest an. Stellen Sie die Masse für mehrere Stunden in den Kühlschrank und lassen diese aushärten. Heben Sie die Masse aus der Form und schneiden Sie sie mit einem scharfen Messer in Riegel. Die fertigen Quinoa Riegel können Sie gut verschlossen im Kühl- oder Gefrierschrank aufheben.

Himbeerkuchen mit Sommertraum

Zutaten:

180g Dinkelmehl (1050)
90g Mandeln (gemahlen)
2 Eier
1 Prise Salz
2 gestr. TL Backpulver
Saft einer großen Orange
80g Margarine oder Butter
100g Rohrohrzucker
2 Sprühstöße Würzöl Bourbon Vanille
3-5 Sprühstöße Würzölmischung Sommertraum
150g Himbeeren
Haferdrink nach Bedarf

Zubereitung:

Rühren Sie Margarine oder Butter mit Zucker und Salz cremig. Rühren Sie die Eier unter und geben Sie die Würzöle hinzu. Mischen Sie Mandeln, Backpulver und Mehl und rühren Sie alles unter. Geben Sie dabei den Organgensaft hinzu und Flüssigkeit nach Bedarf hinzu. Verteilen Sie den Teig in einer gefetteten 20 cm Springform. Geben Sie die Beeren darauf und lassen Sie den Kuchen im vorgeheizten Ofen (Umluft) 160°C ca. 45 Minuten backen. Danach können Sie eine Stäbchenprobe machen und den Kuchen auskühlen lassen.

Schoko Cupcakes mit Kokosfrosting

Zutaten (für ca. 16-18 Stück):

600g Rote Bete (gekocht fein püriert)

4 Eier, oder vegan 4 Chia-Eier (4 EL Chiasamen+12 EL Wasser 15 Minuten quellen lassen)

120g Kakaopulver, schwach entölt

120-160g Kokosblütenzucker, je nach Süßlust

2 Prisen Meersalz

6 gehäufte EL Kokosöl

2 TL Würzöl Bourbon Vanille Geschmack

4 Tropfen Kakaoextrakt

4 TL Backpulver

500g Hafermehl

Für das Frosting:

800g Kokosjoghurt, aus dem Kühlschrank

130g Schokolade (dunkel), mind. 70% Kakaoanteil

2 EL Kokosblütenzucker

6 Sprühstöße Würzöl Bourbon Vanille Geschmack

6 gehäufte EL Kokosmus

Zubereitung:

Schlagen Sie die Eier auf und Schmelzen Sie das Kokosöl langsam. Geben Sie zusätzlich die Rote Bete, Salz und Zucker sowie Würzöl hinzu und verrühren alles gründlich. Alternativ rühren Sie einfach die Chia-Eier unter. Geben Sie dann die Masse in die Förmchen und lassen diese dann im Ofen bei Umluft und 160 Grad für 45 Minuten backen.

Schmelzen Sie Schokolade, Zucker und Kokosmus miteinander und rühren Sie das Würzöl unter. Rühren Sie den Kokoszucker glatt und rühren Sie die flüssige Masse zügig unter. Die Creme sollte nun eine streichfähige feste Konsistenz haben. Falls das nicht so ist, noch einige Zeit kühl stellen. Sie können die Cupcakes dann mit der Creme bestreichen und nach Belieben verzieren. Bewahren Sie die Sachen bis zum Verzehr im Kühlschrank auf.

Kekse zum Ausstechen

Zutaten:

100 g Margarine oder Butter
50 g Rohrohrpuderzucker
50 g Maisstärke
100 g Dinkelmehl (1050)
1 Prise Salz
10 Tr. Orange Bio-Aroma
3 Tr. Vanille Bio-Aroma
3 Tr. Mandarine Bio-Aroma

Zubereitung:

Geben Sie Maisstärke, Zucker, Mehl und eine Prise Salz, die zimmerwarme Butter oder Margarine in Stückchen in eine Schale und kneten Sie die Masse, bis der Teig geschmeidig ist. Aromatisieren Sie mit Vanille, Mandarine und Orange. Kneten Sie anschließend nochmals gut durch und bedecken dann die Schale. Lassen Sie diese für ca. 30 Min. im Kühlschrank ruhen. Legen Sie den Teig dann für etwa 20 Min. ins Gefrierfach. Danach können Sie den Teig auf der bemehlten Küchenarbeitsfläche ausrollen und die Kekse ausstechen. Heizen Sie den Backofen auf 160 Grad vor. Geben Sie die Kekse für etwa 20 bis 25 Minuten in den Ofen, bis diese schön braun gebacken sind.

Schokotarte mit fruchtiger Note

Zutaten:

200 g Schokolade (geschmolzen)
100 g Kokosöl (geschmolzen)
100 g Butter (geschmolzen)
125 g Birkenzucker
4 Eier
80 g Mehl
4 Tropfen Blutorangenöl
2 TL Kokosöl (zum Einfetten der Form)

Zubereitung:

Heizen Sie den Backofen auf 185 Grad Ober-/Unterhitze vor. Rühren Sie Eier und Zucker schaumig. Schmelzen Sie Schokolade, Kokosöl und Butter im Wasserbad und mischen Sie alles unter die Eiermasse. Fügen Sie das Blutorangenöl hinzu. Heben Sie zum Schluss das Mehl unter. Füllen Sie alles in die gefettete Tarteform. Backen Sie die Tarte für etwa 30 Minuten im Backofen. Die Tarte ist fertig, wenn sie noch saftig, aber nicht mehr flüssig ist.

Bananen-Kokos-Muffins

Zutaten 24 Muffins:

- 4 Eier
- 160 g Birkenzucker
- 4 reife Bananen
- 160 g natives, geschmolzenes Kokosöl
- 280 g Mehl
- 200 g Kokosflocken
- 100 g Haselnüsse
- 2 TL Backpulver
- Prise feines Meersalz
- 10 Tropfen Vanilleextrakt

Zubereitung:

Backofen auf 180 Grad vorheizen und das Muffinblech mit Kokosöl einfetten. Mixen Sie nun die Eier mit dem Zucker, bis eine schaumige Masse entsteht. Zerdrücken Sie die Bananen mit einer Gabel und geben Sie diese in die Eier-Zucker-Masse. Fügen Sie rührend das flüssige Kokosöl dazu.

Vermengen Sie Mehl, Kokosflocken, Haselnüsse, Backpulver und Meersalz und geben Sie die Masse der bei Eier-Zucker-Masse. Geben Sie Vanilleextrakt hinzu und füllen Sie den Teig zu zwei Dritteln in die Muffinförmchen. Backen Sie die Muffins circa 20 Minuten lang, bis sie oben leicht braun sind. Dekorieren Sie mit Kokosflocken oder Birkenzucker.

Tipp: Zur Zeitersparnis lassen Sie das Kokosöl in einem kleinen Topf im Backofen während des Vorheizens schmelzen.

Zitronentarte

Zutaten für den Teig:
250 g Mehl
70 g Birkenzucker
125 g kalte Butter
1 Ei
1 Prise Meersalz (fein)
5 Tropfen Vanilleextrakt
Für die Zitronenfüllung:
2 Eier
150 g Birkenzucker
500 g Ricotta
Saft einer Zitrone (Bio-Qualität)
8 Tropfen Zitronenöl

Zubereitung:

Zunächst fetten Sie eine Tarteform ein. Vermengen Sie nun die Zutaten für den Teig zu einem Mürbeteig. Rollen Sie den Teig aus und drücken Sie ihn in die Tarteform.

Für die Füllung rühren Sie Eier und Zucker schaumig. Rühren Sie den Ricotta löffelweise unter. Fügen Sie den Saft der Zitrone und das Zitronenöl hinzu.

Verteilen Sie die Füllung auf dem Mürbeteig. Geben Sie die Tarte in den vorgeheizten Backofen und backen Sie diese bei Ober-/Unterhitze 175 Grad für 40 Minuten. Schalten Sie danach den Backofen auf 200 Grad und lassen Sie die Tarte weitere 15 bis 20 Minuten backen.

Lassen Sie die Tarte in der Form abkühlen und dekorieren Sie sie anschließend mit frischen Zitronenscheiben.

Aromatischer Kürbiskuchen

Zutaten für 2 Kuchen:

Für den Mürbeteig:

250 g Butter
150 g Birkenzucker
2 Eier
500 g Mehl
Halber Teelöffel Backpulver

Für die Füllung:

260 g Birkenzucker
6 EL Ahornsirup
400 ml Sahne
6 Eier
6 Tropfen Ingweröl
6 Tropfen Muskatnussöl
8 Tropfen Zimtrindenöl
2 Tropfen Nelkenknospenöl
800 g Hokkaido-Kürbisfleisch

Zubereitung:

Verarbeiten Sie die Teigzutaten zu einem Mürbeteig und legen Sie eine runde Kuchenform damit aus.

Vermengen Sie alle Zutaten für die Füllung miteinander.

Schneiden Sie den Hokkaido in Stücke. Dünsten Sie ihn in einem Topf mit etwas Wasser, bis er weich ist. Gießen Sie das Wasser ab und pürieren Sie die Kürbisstücke.

Verrühren Sie die Füllung mit der Kürbismasse. Füllen Sie alles auf den Mürbeteig in der Springform. Backen Sie den Kürbiskuchen für 45 Minuten bei 175 Grad im vorgewärmten Backofen.

Gedeckter Beerenkuchen extra saftig

Zutaten:

Für Teig und Streusel:
250 g Dinkelmehl
100 g Birkenzucker
125 g Butter
1 Ei
5 Tropfen Vanilleöl
2 Tropfen Zimtrindenöl
1 Prise Meersalz

Für den Guss:
250 g Sauerrahm
1 Ei
50 g Birkenzucker
5 Tropfen Fruchtschalenmix (ätherisches Öl, das es fertig zu kaufen gibt)

Für den Belag:
250 g Beeren (frisch oder tiefgekühlt)

Zubereitung:

Heizen Sie den Backofen auf 180 Grad Ober-/Unterhitze vor und legen Sie eine runde Backform mit Backpapier aus.

Verarbeiten Sie die Zutaten für den Teig und die Streusel zu einem Mürbeteig. Kneten Sie erst zum Schluss die ätherischen Öle unter.

Kleiden Sie mit etwa 2/3 des Teiges die Backform aus. Ziehen Sie einen kleinen Rand hoch. Backen Sie den Teig für etwa 15 Minuten im Backofen vor.

Vermengen Sie inzwischen alle Zutaten für den Guss. Füllen Sie den Guss auf den vorgebackenen Boden. Geben Sie nun die Beeren darüber und verteilen Sie kleine Fetzen des restlichen Teiges auf die Beeren.

Backen Sie den Beerenkuchen für 30 bis 40 Minuten im Backofen, bis die Streusel leicht braun sind.

GETRÄNKE

Schoko-Minz-Smoothie

Zutaten für 4 Gläser:

500 ml Haferdrink
4 Hände voll Blattspinat
2 gefrorene Bananen
2 große Hände voll Cashewkerne
6 EL Kakaonibs
4 Tropfen Kakaoextrakt
2 Tropfen Pfefferminzöl
8 Sprühstöße Würzöl Bourbon Vanillegeschmack
Wasser
nach Belieben Datteln

Zubereitung:

Geben Sie alle Zutaten in einen leistungsfähigen Mixer und lassen die Masse cremig schlagen. Fügen Sie bei Bedarf noch Wasser hinzu. Je nach Bedarf können Datteln und noch eine Banane hinzugegeben werden. Nun cremig mixen.

Rosen-Bowle

Zutaten:

150 g Birkenzucker
1 Schnapsglas Weinbrand
20 ml Rosenhydrolat
1 Tropfen Rosenblütenöl

Zubereitung:

Vermengen Sie alle Zutaten gut miteinander und lassen Sie die Mischung für einige Stunden ziehen. Geben Sie kurz vor dem Servieren eine Flasche eisgekühltes Mineralwasser und eine Flasche Sekt hinzu. Geben Sie zur Dekoration eine Handvoll ungespritzter Rosenblüten in die Bowle und lassen Sie diese oben schwimmen.

Kurkuma-Latte mit Lavendel

Zutaten für 4 Becher:

1.000ml Mandeldrink, oder eine alternativer Milchdrink

4-6 TL Kurkuma, gemahlen

2-4 Tropfen Ingweröl

4 Prisen Pfeffer

4 Tropfen Lavendel fein

Süßmittel wie beispielsweise Honig nach Bedarf

Zubereitung:

Erwärmen Sie den Pflanzendrink, geben Sie alle Zutaten dazu und vermischen alles gut.

Kinder-Limonade

Zutaten:

70 ml Apfelsaft (naturtrüb)

20 ml Himbeersirup (Bio-Qualität mit echten Früchten)

10 ml Rosenhydrolat

5 Tropfen Vanilleextrakt

1 Tropfen Zitronenöl

Zubereitung:

Verrühren bzw. verschütteln Sie alle Zutaten gut miteinander. Geben Sie die Mischung in einen Glaskrug und gießen Sie etwa 1 Liter Wasser (still oder mit Kohlensäure) hinzu.

Fitness-Drink

Zutaten:

1 Tropfen Orangenöl

2 EL Johannisbeer- oder Sanddornsirup

1 Liter Wasser (still oder mit Sprudel)

Zubereitung:

Vermischen Sie das Orangenöl mit dem Johannisbeer- oder Sanddornsirup. Gießen Sie die Mischung mit dem Wasser auf.

Matcha-Limetten-Smoothie

Zutaten:

1 Hand voller Cashewkerne, einige Stunden oder über Nacht in Wasser eingeweicht

Pflanzenmilch

1-2 Hände Blattspinat

1 gefrorene Banane (in Stücken)

1 TL Matcha

1 TL Gerstengras-Pulver

1 EL Proteinpulver nach Geschmack

2 Tropfen Limettenöl

1 TL Kakaonibs

Zubereitung:

Geben Sie alle Zutaten in einen Mixer und pürieren Sie die Zutaten bis zur nötigen Cremigkeit. Die Konsistenz sollte im besten Fall dickflüssig-cremig sein.

Gießen Sie alles in eine Schale und garnieren Sie nach Wunsch.

Erfrischender Sommer-Drink

Zutaten:
1 Tropfen Pfefferminzöl
etwas Zitronensaft
etwas Birkenzucker oder Honig
1 Liter Wasser

Zubereitung:

Mischen Sie das Pfefferminzöl, den Zitronensaft sowie den Zucker oder Honig miteinander. Verschütteln Sie alles mit einem Liter Wasser.

Aromatischer Kindertee

Aromatisieren Sie eine Packung Rotbuschtee oder Honigbuschtee mit einigen Tropfen Mandarine, Vanille und Orangenöl. Damit haben Sie für einige Wochen einen fruchtig-erfrischenden Tee zum Aufbrühen parat.

Eistee

Zutaten:
ca. 100 g unparfümierter Schwarztee
20 Tropfen Bergamotte
7 Tropfen Pfefferminze
8 Tropfen Zitrone

Zubereitung:

Vermengen Sie alle Zutaten miteinander. Schütteln Sie 4 bis 5 Tage lang mehrmals täglich das Gemisch. Danach hat sich das Aroma gut verteilt.

Schoko-Pfefferminz-Smoothie

Zutaten:

1 Banane

2 TL Mandelmus

3 TL Kakaopulver, ungesüßt

400 ml Mandelmilch, ungesüßt

2 EL Honig

1 Tropfen Pfefferminzöl

Zubereitung:

Schälen Sie die Bananen und brechen Sie sie in Stücke. Mischen Sie alle Zutaten in einem Mixer oder Smoothiemaker. Füllen Sie den Smoothie in Gläser und servieren Sie es gut gekühlt.

Heiße Lavendel-Schokolade

Zutaten (für 4 Tassen):

4 Tassen Mandelmilch, Hafermilch oder Kuhmilch

8 TL Kakaopulver, ungesüßt

1 Prise Vanilleextrakt

4 TL Honig (eventuell mehr)

4 Tropfen Lavendelöl

Zubereitung:

Erwärmen Sie die Milch und geben Sie den Kakao, das Vanilleextrakt und den Honig dazu. Verrühren Sie alles gut miteinander. Nehmen Sie die Milch vom Herd und fügen Sie das Lavendelöl hinzu.

Abwehrstärkender grüner Smoothie

Zutaten:
1 Stangensellerie
1 Stück Ingwer (klein)
2 Äpfel (klein)
2 Tr. Zitronenöl

Zubereitung:

Entsaften Sie den Stangensellerie, den Ingwer und die Äpfel. Geben Sie dann die beiden Tropfen Zitronenöl hinzu. Rühren Sie alles um.

Aroma Olivenöl

Zutaten:
100 ml Olivenöl
10 Tr. Zitrone Bio-Aroma
10 Tr. Orange Bio-Aroma
2 Tr. Oregano Bio-Aroma

Zubereitung:

Füllen Sie das Olivenöl in eine Flasche. Geben Sie anschließend Zitrone, Orange und Oregano bio Aroma dazu. Schütteln Sie nun alles gut durch

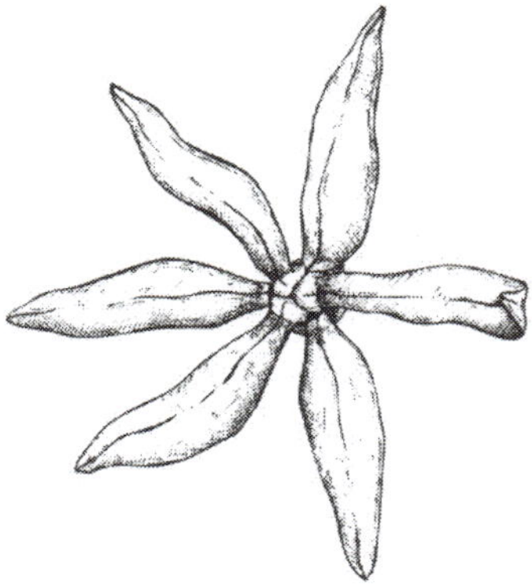 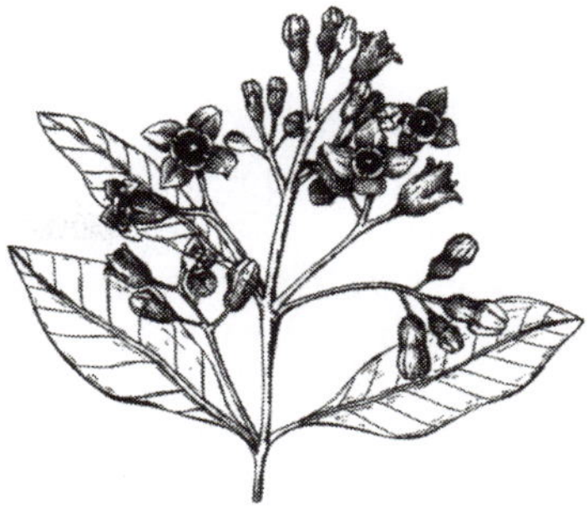

ORDNUNGSGEMÄẞE LAGERUNG VON ÄTHERISCHEN ÖLEN

Da ätherische Öle teuer und wertvoll sind, sollten Sie unbedingt auf eine richtige Lagerung achten. Wenn Sie folgende Regeln beherzigen, werden Sie lange etwas von Ihren Ölen haben.

1. Verschließen Sie immer gut den Deckel.

Ein dichter Verschluss verhindert, dass Wasser oder andere Substanzen in das ätherische Öl gelangen oder es oxidiert beziehungsweise verdunstet.

2. Lagern Sie die ätherischen Öle kühl und lichtgeschützt.

Sonnenlicht und Wärme lassen ein ätherisches Öl schneller verdampfen. Auch die Qualität des Öls kann beeinträchtigt werden. Die besten Aufbewahrungsorte sind Schubladen oder Schränke. Lassen Sie Ihre Öle nicht länger im Auto liegen.

3. Belassen Sie das ätherische Öl in der Original-Glasflasche.

Da ätherische Öle sehr stark auf verschiedene Materialien einwirken können, sollten Sie sie nicht in Kunststoffgefäße abfüllen. Viele Öle würden den Kunststoff lösen. Die Originalflaschen sind darüber hinaus dunkel und schützen das ätherische Öl vor Licht. Wenn Sie ein Öl umfüllen wollen, empfehle ich immer dunkle, gut verschließbare Flaschen dafür.

4. Beachten Sie das Haltbarkeitsdatum.

Ätherische Öle sind ein bis mehrere Jahre haltbar. Es gibt Ausnahmen wie das Teebaumöl, das Sie innerhalb von 6 Monaten verbrauchen sollten. Wenn Sie ein ätherisches Öl mit einem Trägeröl gemischt haben, ist es etwa 3 bis 6 Monate haltbar. Am besten schreiben Sie sich das Datum der Öffnung auf die Flasche.

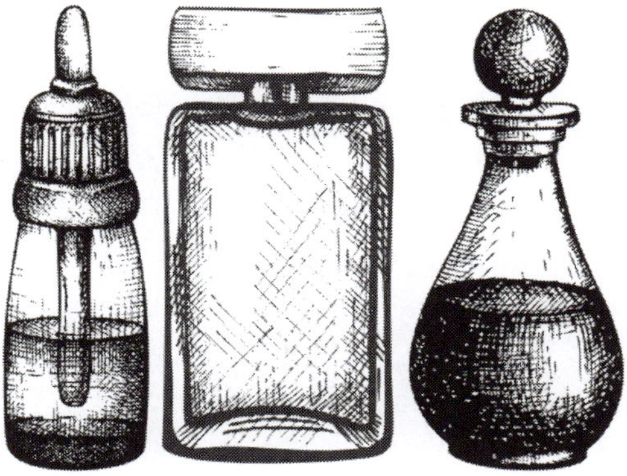

SICHERHEIT

Für die sichere Anwendung von ätherischen Ölen gibt es ebenfalls einige wichtige Regeln zu beachten. Andernfalls können Nebenwirkungen auftreten.

1. Auch, wenn Sie die ätherischen Öle nur äußerlich anwenden, sollten Sie immer 100 % naturreine Öle verwenden. Kaufen Sie die Öle von Herstellern Ihres Vertrauens. Bekannte Firmen, die eine hohe Qualität bieten sind zum Beispiel Primavera, Young Living oder Sonnentor. In der Regel ist auf allen ätherischen Ölen - ob naturrein oder synthetisch - klar deklariert, ob sie zum Verzehr geeignet sind.
2. Die innere Anwendung von ätherischen Ölen sollte von einem Arzt oder Aromatherapeuten begleitet werden. Ausnahme ist das Kochen und Backen, da Sie dafür nur 1 bis 2 Tropfen mit Nahrung zu sich nehmen.
3. Ätherische Öle können bei Allergikern unerwünschte Reaktionen hervorrufen. Probieren Sie daher zunächst das Öl in der Ellenbeuge oder an der Fußsohle aus. Wenn 30 Minuten danach noch keine Rötung, Schwellung oder Juckreiz aufgetreten ist, können Sie das Öl verwenden.

4. Es gibt unter den ätherischen Ölen auch „heiße" Öle, die Sie nicht auf der Haut anwenden sollten, da es zu Reizungen und Verbrennungen kommen kann. Zu diesen Ölen zählen: Thymian, Zimt, Nelke und Oregano.
5. Verwenden Sie bei Kindern unter 2 Jahren keine Eukalyptusöle und Minzöle.
6. Achten Sie darauf, dass ätherische Öle nicht in die Augen kommen.
7. Zitrusöle können phototoxische Reaktionen auslösen, wenn die Haut danach mit Sonne in Kontakt kommt.

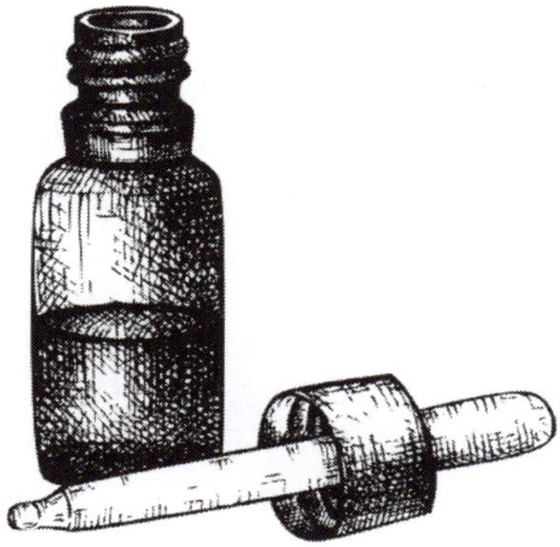

SCHLUSSWORT

Ich hoffe, ich konnte Ihnen mit meinem Ratgeber ein tieferes Verständnis für die Funktionsweise und Wirkung ätherischer Öle geben. Sie haben erfahren, wie vielfältig die Einsatzgebiete der hochkonzentrierten Pflanzenessenzen sind. Mit nur wenigen Tropfen können Sie wunderbare Veränderungen an Körper und Geist bewirken. In ätherischen Ölen steckt die ganze Heilkraft der Natur, die Sie sich täglich ohne großen Aufwand zunutze machen können. Ich wünsche Ihnen viel Gesundheit und Erfolg für Ihr Leben und dass die ätherischen Öle Sie stets unterstützend dabei begleiten.

WEITERE BÜCHER VON DER AUTORIN AVA SAGE

ÄTHERISCHE ÖLE UND AROMATHERAPIE FÜR KINDER
Wie Sie mit ätherischen Ölen ihrem Kind bei Konzentrationsschwierigkeiten, Schlafstörungen und vielem mehr helfen können. Inkl. über 120 Rezepte

ISBN: 9798599747932

www.amazon.de/dp/B08TSCHNY9

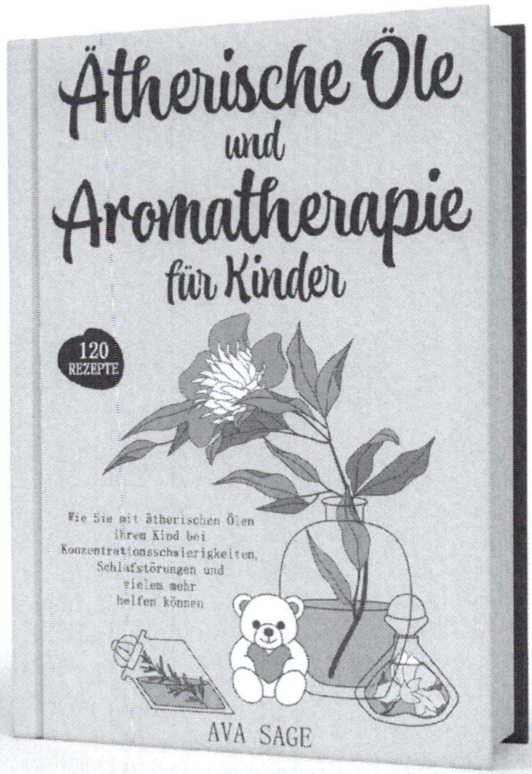

Haftungsausschluss
Die hier dargestellten Inhalte dienen ausschließlich der neutralen Information. Sie stellen keine Empfehlung oder Bewerbung der beschriebenen oder erwähnten diagnostischen Methoden, Behandlungen oder Arzneimittel dar. Der Text erhebt weder einen Anspruch auf Vollständigkeit noch kann die Aktualität, Richtigkeit und Ausgewogenheit der dargebotenen Information garantiert werden. Der Text ersetzt keinesfalls die fachliche Beratung durch einen Arzt oder Apotheker und er darf nicht als Grundlage zur eigenständigen Diagnose und Beginn, Änderung oder Beendigung einer Behandlung von Krankheiten verwendet werden. Konsultieren Sie bei gesundheitlichen Fragen oder Beschwerden immer den Arzt Ihres Vertrauens. Die Autorin übernimmt keine Haftung für Unannehmlichkeiten oder Schäden, die sich aus der Anwendung der hier dargestellten Information ergeben.

Impressum
Herausgeber: Kristina Naumovic, Jürgen-Töpfer-Str. 91, 22763 Hamburg

Printed in Poland
by Amazon Fulfillment
Poland Sp. z o.o., Wrocław

71748210R00074